主编

张　伟（主任医师）

满　江（主任医师）

养生治病一本通

中医验方

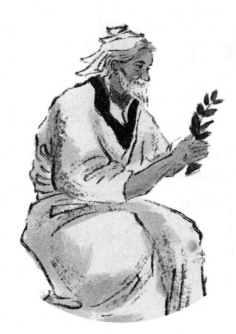

U0340375

河北科学技术出版社

·石家庄·

图书在版编目（CIP）数据

中医验方养生治病一本通 / 张伟，满江主编. ——石
家庄：河北科学技术出版社，2012.4（2020.11重印）

ISBN 978 - 7 - 5375 - 5147 - 2

Ⅰ．①中… Ⅱ．①张… ②满… Ⅲ．①验方-汇编

Ⅳ．①R289.5

中国版本图书馆CIP数据核字（2012）第030780号

中医验方养生治病一本通

张 伟 满 江 主编

出版发行：河北科学技术出版社

地　　址：石家庄市友谊北大街330号（邮编：050061）

印　　刷：三河市金泰源印务有限公司

经　　销：新华书店

开　　本：710×1000　1/16

印　　张：18.75

字　　数：230千字

版　　次：2012年6月第1版

印　　次：2020年11月第2次印刷

定　　价：89.00元

在生活中，人们的习惯一旦养成，改变起来就会很难。同样，健康是一种习惯，疾病的形成亦是一种习惯，时间久了就会出"事故"。随着医学技术的进步，防治疾病的各种手段层出不穷，特别是祖国医学，经过神农氏、扁鹊、张仲景、华佗、孙思邈、李时珍等无数名医，由理论结合实践，由实践证实理论，积累了宝贵的养生治病经验，在医学领域发挥着独特作用。这其中，验方注重养生和治病除根的疗效，而且取材简便，价格便宜，简单易行，可谓养生治病领域的一朵奇葩。

为发扬中医养生文化，继承验方养生这一民族遗产，我们汇集了中医验方之精华，精心编写了这本《中医验方养生治病一本通》。本书的内容极为丰富，有着很高的学术价值和实用价值。第一章主要讲述验方在日常养生保健中的作用，继而以科为纲，将130种常见疾病按内、外、妇、儿、皮肤、五官、男、骨伤科分类，分别在病因、病理介绍之后，精选疗效可靠、针对性强的临床验方，每条验方包括配方、制用法、功效主治、加减、宜忌和调养验证等几个方面内容，集各家医疗之精华，成一家临证之特色，具有较高的实用性和可操作性。

本书资料十分齐全，语言通俗易懂，条目清晰有序，对于年轻中医学者，本书犹如一把钥匙，开启大门；对于学有所成之士，本书可使您欲穷千里目，更上一层楼；对于中医药爱好者，本书则能帮您按图索骥，与专家学者面对面。希望您能从此书中吸取养生的精华，也希望此书能为您和家人的健康保驾护航。

送长辈，《中医验方养生治病一本通》代表的是一份无言但实沉的亲情！

给爱人，《中医验方养生治病一本通》代表的是一份默默但坚贞的爱情！

赠朋友，《中医验方养生治病一本通》代表的是一份绵长的牵挂和祝福！

编 者

◀目录 Contents

目录

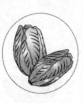

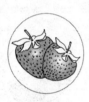

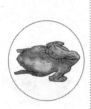

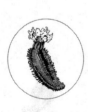

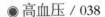

第四章　**外科疾病验方**

第五章　妇产科疾病验方

第六章　男科疾病验方

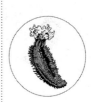

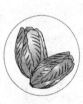

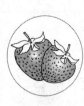

第七章　儿科疾病验方

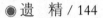

第八章　五官科疾病验方

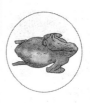

第九章　皮肤科疾病验方

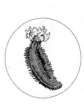

中医验方养生治病一本通

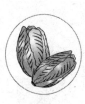

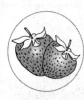

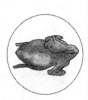

第十章　骨伤科疾病验方

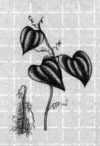

ZHONGYI YANFANG YANGSHENG ZHIBING
YIBENTONG

第一章 DIYIZHANG

保健验方

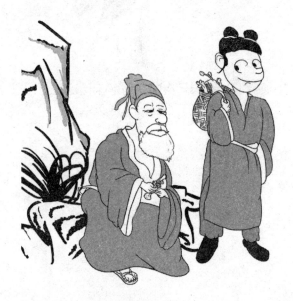

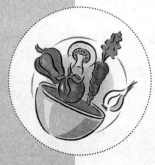

本章看点 ▼

补血方

补血方适用于血虚证者。血虚证指的是血液亏虚，失于荣养，以面色淡白或萎黄，唇、甲淡白，头晕眼花，心悸多梦；手足发麻，妇女经少经闭，舌淡，脉细等为常见症的证候。补血常用药物：熟地黄、何首乌、当归、白芍、阿胶、桂圆肉、桑葚子等；常用中成药和方剂有四物汤、归脾汤、当归补血汤等。

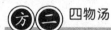 **方 一 红枣白果**

【配方】红枣10粒，白果10粒。

【制用法】红枣10粒切开，白果10粒去外壳。加水煮15～20分钟，每晚临睡前吃。

【功效主治】补血固肾，主治咳喘、尿频、夜尿多。

【调养验证】用此方调补营养性贫血患者180例，其中服2剂明显好转者131例，3剂治愈者25例，4剂治愈者24例。

方 二 四物汤

【配方】当归10克，川芎8克，白芍12克，熟地12克。

【制用法】水煎服。可1日服用3次。早、午、晚空腹时服。

【功效主治】补血调血。主治冲任虚损，月水不调，脐腹疼痛，崩中漏下。血瘕块硬，时发疼痛。妊娠胎动不安，血下不止，及产后恶露不下，结生瘕聚，少腹坚痛，时作寒热。

【调养验证】用此方治疗营养性贫血患者39例，其中治愈35例，显效4例。治愈的35例中，1个疗程治愈者21例，2个疗程治愈者10例，3个疗程治愈者4例。

方 三 桂圆百合汤

【配方】桂圆肉、百合各30克，水200毫升。

【制用法】把桂圆肉和百合洗

净，放入 200 毫升水中，然后用武火加热至沸腾。接着换成文火，再熬上四五分钟后即可食用，早晚各吃 1 次。吃的时候连桂圆肉、百合带汤一起吃下。

【功效主治】益气补血、养心安神。

【调养验证】用本方养生调补 100 例，3 个月后，明显好转的有 73 例，有效率为 73%。

 当归补血汤

【配方】炙黄芪 60 克，当归 15 克。

【制用法】煎服，每日 1 剂，分两次服用。

【功效主治】气血双补，可以用来治疗各类贫血。若能坚持服用，效果更佳。

【调养验证】用本方养生调补 100 例，3 个月后，明显好转的有 80 例，效果见好者有 3 例，有效率为 83%。

 红豆紫米汤

【配方】红豆、紫米各 20 克，水适量。

【制用法】红豆、紫米洗净浸过夜，将浸泡的水倒掉加入新水煮熟，再以小火煮至熟透即可，食用时可加适量蜂蜜。

【功效主治】补血利尿，有助于改善水肿，但不易消化，一次不宜过量进食。

【调养验证】用此方调补血虚者后，随访 51 例，46 例痊愈，3 例有效，2 例无效，有效率约为 96.1%。

 红豆薏仁汤

【配方】生薏仁 20 克，红豆 30 克。

【制用法】洗净浸约半日，沥干备用。薏仁加水煮至半软加入红豆煮熟，再加入冰糖，待溶解后熄火，放凉后即可食用。

【功效主治】养颜美容，可益气养血、利水消肿。

【调养验证】用此方调补血虚患者 32 例，其中临床痊愈 15 例，显效 8 例，有效 5 例，无效 4 例，有效率为 87.5%。

安神方

疏肝安神法是通过疏肝理气解郁以宁心安神，治疗心神不安证的一种方法。适用于肝气郁结所致的心神不定之证。少阴阳郁四逆证，其人或悸，治宜调气疏肝，方用四逆散；肝郁有热之郁证，见情绪抑郁，善悲欲哭，失眠多梦，胸闷烦躁，心悸易惊等，治宜疏肝解郁，泄热安神，方用柴胡加龙骨牡蛎汤；肝气郁结的经行情志异常，治宜清肝解郁，镇惊安神，方用丹桅逍遥散合二齿安神汤加减。

 方 一　生地黄麦冬汁

【配方】生地黄 15 克，麦冬 10 克，金银花 6 克，生甘草 3 克。

【制用法】药共入大水杯，沸水冲泡后，去渣滤汁饮用。每天 1 剂，代茶频频饮用。

【功效主治】凉血除烦。可解心烦急躁、咽喉疼痛、牙龈出血、小便黄赤、舌红少津。

【调养验证】用此方调治 100 例，其中调补效果明显的有 70 例。效果明显的 70 例中，1 个疗程调补好的有 42 例，2 个疗程调补好的有 20 例，3 个疗程调补好的有 8 例。

 方 二　朱砂安神丸

【配方】朱砂 200 克，黄连 300 克，地黄 200 克，当归 200 克，甘草 100 克。

【制用法】朱砂水飞或粉碎为细粉，黄连等四味粉碎为细粉，与朱砂粉末混匀，过筛，加炼蜜适量，制成大蜜丸、小蜜丸，或加适量炼蜜与水，制成水蜜丸。

【功效主治】清心养血，镇惊安神。用于胸中烦热，心神不宁，失眠多梦。

【调养验证】用本方养生调养 100 例，一个月后，明显好转的有 37 例，效果见好的有 43 例，有效率为 80%。

 安神定志丸

【配方】远志 6 克,石菖蒲 5 克,茯苓 15 克,朱砂 2 克(冲服),龙齿 25 克(先煎),党参 9 克。

【制用法】水煎服。

【功效主治】主治精神烦扰、惊悸失眠、癫痫。方中加入酸枣仁、柏子仁,则养心安神作用更好;若用于治癫痫,痰多者宜加入胆南星、竹茹等涤痰之品。

【调养验证】用此方后,随访 51 例,46 例明显恢复健康,3 例有效,2 例无效,有效率约为 96.1%。

 珍珠母丸

【配方】珍珠母、酸枣仁、柏子仁、龙齿各 12 克,当归、熟地、人参、茯神、沉香各 6 克,犀角、辰砂、金银花、薄荷各 1 克。

【制用法】制蜜丸如梧桐子大,辰砂为衣,每服 40～50 丸,金银花、薄荷汤下。

【功效主治】滋阴养血,镇心安神。主治阴血不足,肝阳偏亢,症见神志不宁,入夜少寐,时而惊悸,头目眩晕,脉细弦等。对纯属痰热、痰火为患的惊悸、少寐之证不适用。

【调养验证】用此方调补神志不宁、入夜少寐者 32 例,其中临床痊愈 15 例,显效 8 例,有效 5 例,无效 4 例,有效率为 87.5%。

 酸枣仁汤

【配方】酸枣仁(微炒)60 克,人参 30 克,石膏(碎)15 克,赤茯苓(去黑皮)22.5 克,桂(去粗皮)15 克,知母(切,焙)、甘草(炙)各 15 克。

【制用法】上 7 味粗捣筛。每服 15 克,用水 230 毫升,煎至 180 毫升,去滓温服。

【功效主治】发汗后,不得眠睡,或虚劳烦扰,气奔胸中不得眠。

【调养验证】用此方调治虚劳烦扰、不眠者 39 例,其中调补效果明显的有 35 例。效果明显的 35 例中,1 个疗程调补好的有 21 例,2 个疗程调补好的有 10 例,3 个疗程调补好的有 4 例。

解酒方

　　解酒方，用来解酒的药方，通常有石膏汤、五豆汤、解酒散、人参汤、豆蔻良姜汤、百杯丸、百杯散、甘草葛花汤等很多种常用的解酒方。现代医学研究发现，人是否醉酒，取决于血液中乙醇的浓度。当血液中乙醇浓度在 $0.05\%\sim0.1\%$ 时，人开始蒙眬、畅快地微醉；而达到 0.3% 时，人就会口齿不清，步态蹒跚，这就是我们常说的酒醉了；如果达到了 0.7%，人就会死亡。对于乙醇的承受力，人与人的差异很大，这是由于胃肠吸收能力和肝脏的代谢处理能力不同所致，也就造成了人之间的酒量不同。

 柑子皮饮

【配方】柑子皮（洗焙干）100克。

【制用法】上捣细罗为散，遇酒醉不醒，用之。炒15克，以水一中盏，煎三五沸，入少盐花，如茶旋呷，未效更服。

【功效主治】解酒毒，醉昏闷烦满，要易醒宜服此方。

【调养验证】用此方调治醉昏闷烦者20例，其中调补效果明显的有9例，调补见效的5例，有效率为70%。

 灵芝枸杞汁

【配方】灵芝500克，枸杞子100克，蜂蜜100克。

【制用法】榨汁，内服。

【功效主治】保肝护肝，消除酒后不适。

【调养验证】用此方后，随访51例，46例明显恢复健康，3例有效，2例无效，有效率约为96.1%。

 甘蔗汁

【配方】新鲜甘蔗400克。

【制用法】榨汁内服。

【功效主治】解酒止呕。用于醉酒后干呕、口干等。

【调养验证】用此方调治醉酒后干呕、口干者32例，其中临床痊愈15例，显效8例，有效5例，无效4例，有效率为87.5%。

 橘皮醒酒散

【配方】橘皮（去白）500克，陈皮500克，檀香200克，葛花250克，绿豆花250克，人参100克，白蔻仁100克，盐300克。

【制用法】将上药共研磨成细末，拌匀，装入玻璃瓶或瓷罐中，密封备用。

【功效主治】健脾醒酒。用于酒醉不醒，呕吐吞酸。

【调养验证】用本方养生调治酒醉不醒、吞酸呕吐者50例，明显好转的有33例，效果见好的有7例，有效率为80%。

 橘皮汤

【配方】陈皮（去白，浸炒）30克，葛根30克，甘草30克，石膏（打碎）30克。

【制用法】上药加水煎煮，温服100毫升。

【功效主治】治饮酒过度，酒毒积于肠胃，呕吐，不食汤水。

【调养验证】用此方调治酒毒积于肠胃症32例，其中临床痊愈15例，显效8例，有效5例，无效4例，有效率为87.5%。

 人参汤

【配方】人参50克，白茯苓（去黑皮）50克，白术50克，陈皮（汤浸，去白，焙）50克，桂（去粗皮）50克，厚朴（去粗皮，生姜汁炙）100克，半夏（汤洗去滑，炒）125克，甘草（炙，锉）少许。

【制用法】每服3钱匕，水1盏，加生姜5片，煎至7分，去滓，空心温服。

【功效主治】益气安神，清热除烦，解酒。用于饮酒过多，大热烦躁，言语错谬及房劳。主治脾胃虚冷，呕逆醋心，冷癖翻胃，中酒后不得食，面色萎黄。

【调养验证】用此方调补饮酒过度、大热烦躁者25例，其中临床痊愈15例，显效5例，有效2例，无效3例，有效率为88%。

健脑方

中医认为"脑为元神之府"，脑是精髓和神明高度汇聚之处，人之视觉、听觉、嗅觉、感觉、思维、记忆力等，都是由于脑的作用。所以，通过简单有效的验方进行养生，才能做到健康长寿。

 干葵花盘饮

【配方】干葵花盘（掰去葵花子）30克。

【制用法】干葵花盘（掰去葵花子）30克，洗净，掰成小块，放入锅中，加水1000毫升，大火煮开后，小火煮10分钟，取水饮用，每周2次，长期饮用。

【功效主治】帮助人体排铅，防止记忆力下降。

【调养验证】用此方防止铅对中枢神经系统的损伤32例，其中临床痊愈15例，显效8例，有效5例，无效4例，有效率为87.5%。

 当归膏

【配方】当归、川芎、葛根、玫瑰花各10克。

【制用法】加水煎煮2次分别倒出药汁。将2次的药汁合并，用小火浓缩，关火后加入蜂蜜调匀即可。每次服用10毫升，每天早晚各1次。

【功效主治】活血通络，改善脑部血液供应。防治痴呆症状。

【调养验证】通过改善脑部血液供应防治痴呆，用此方后，随访51例，37例明显好转，有效率约为72.5%。

方 三 牛肉茯苓枣

【配方】牛肉250克，莲子、山药、茯苓、大枣各20克，小茴香30克，食盐少许。

【制用法】将牛肉洗净切块，同莲子共入锅中加水适量，上火炖至半熟时，加入茯苓（布包）、大枣、小茴香、山药（洗净切片）、食盐，慢火炖至牛肉酥烂离火。

【功效主治】健脑、益气，适用于病后气虚，血虚患者。

【调养验证】用此方通过健脑、益气，调治病后气虚者 48 例，其中临床痊愈 23 例，显效 13 例，有效 8 例，无效 4 例，有效率约为 91.6%。

 黄花鱼菇笋

【配方】黄花鱼 1 条（1000 克），鸡蛋清 100 克，西红柿 2 个，冬菇、冬笋、胡萝卜、青豆各少许，料酒、精盐、味精、胡椒粉、鸡油、生菜油、淀粉、清汤、葱、姜、蒜各适量。

【制用法】黄花鱼去鳃、鳞及内脏，洗净后去头尾和骨、皮，取其肉切成长方形的片，鸡蛋清制成蛋泡糊，放入少许淀粉拌匀。将鱼片用盐、料酒、胡椒粉、味精腌上味，并放入蛋泡糊内一一沾匀，在热油锅中炸熟，摆在盘内。将葱、姜、蒜切末放在炒锅中稍煸，再加入清汤、精盐、味精、料酒，用淀粉勾芡，淋些鸡油，浇在鱼片上，西红柿切成瓣，

摆在盘边作装饰。

【功效主治】健脑，健脾，益气。可用于脾胃虚弱，营养不良。

【调养验证】用此调治脾胃虚弱 57 例，其中调补见效的有 41 例，有效率约为 72.9%。

 鹿茸巴戟片

【配方】鹿茸 1 克，巴戟天 2 克，肉苁蓉 2 克，菟丝子 2 克，熟地 2 克，山萸肉 2 克，怀山药 2 克，枸杞子 3 克，杜仲 2 克，牛膝 2 克，人参 2 克，白术 2 克，云茯苓 2 克，当归 2 克，炙甘草 2 克，砂仁 1 克，连翘 2 克。

【制用法】上药按比例配制。鹿茸先用酒烧去绒毛；白术、破仁和杜仲先炒；余药烘干，共粉碎制成片剂，每片 0.3 克。1 岁以下每次 0.5～1 片，1～2 岁每次 1～1.5 片，2 岁以上每次 2～3 片，每日 2～3 次。

【功效主治】补肾益精，健脾补气。主治小儿大脑发育不良。

【调养验证】用本方养生调补 50 例，3 个月后，明显好转的有 31 例，效果见好的有 3 例，有效率为 68%。

第二章 DIERZHANG

养生验方

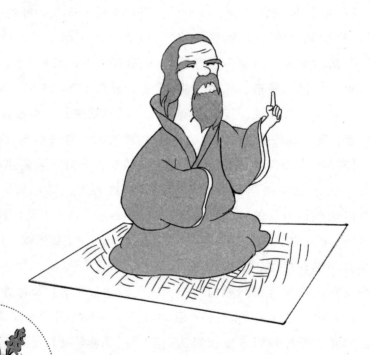

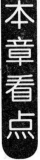

本章看点 ▼

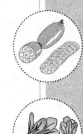

● 美　容　● 抗衰老　● 益　智

● 忧　郁　● 精神紧张　● 神经衰弱

● 失　眠

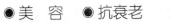

美 容

在许多人心目中，永葆青春永远是第一位的，尤其是爱美的女性，她们总是通过化妆来使自己焕发光彩照人的美丽容颜，总是以为化妆品是美丽之神。她们想尽一切办法去获取自己想要的化妆品，为的就是留住自己的美丽。然而，并不是人人都能如愿，有些人慢慢发现，不但青春靓丽的容颜没有留住，还让皮肤松弛、皱纹甚至黄褐斑、小痘痘更加亲密地与自己相伴。其实，昂贵的化妆品只能解决一时的"面子"问题，却不能解决根本性的"里子"问题。有些劣质化妆品具有一定的不良反应，甚至会对面部皮肤造成终身的伤害。那么，要想拥有美丽的容颜，我们究竟应该怎么办呢？俗话说"攘外必先安内"，除了要保持愉快的心情外，我们一定要对"体内环境"进行有效的调理，比如清肠、解毒等。而妙用泡足验方就是一种不错的方法，既能驻守你的美丽，又能保护你的健康。何乐而不为呢？

 茶叶水美容

【配方】茶叶适量。

【制用法】将上药加清水适量，煎煮30分钟，与2000毫升开水一起倒入盆中，先熏蒸，待温度适宜时泡洗双脚，每晚1次，每次熏泡40分钟，可以长期使用。

【功效主治】护肤美容。尤其适用于皮肤干燥者，长期使用可令皮肤光滑细嫩。

【调养验证】随访长期用此方者60例，57例效果明显，3例效果不太明显，有效率为95%。

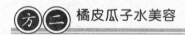 **橘皮瓜子水美容**

【配方】橘皮、白瓜子各45

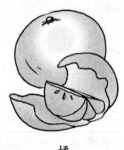

橘

克，桃花 60 克。

【制用法】将上药加清水 2000 毫升，煎至水剩 1500 毫升时，澄出药液取一杯饭后内服，余下药液倒入盆中，先熏蒸面部，待温度适宜时泡洗双脚，每晚临睡前泡洗 1 次，每次 40 分钟，20 天为 1 个疗程。

【功效主治】祛瘀活血，白嫩皮肤。

【调养验证】用此方美容者 59 例，随访 1 年，57 例获得满意效果，2 例效果不太明显，但皮肤活力有所改善。

 丝瓜络茯苓水美容

【配方】丝瓜络、白茯苓、白

僵蚕、白菊花各 10 克，珍珠母 20 克，玫瑰花 2 朵（鲜品），红枣 10 枚。

【制用法】将上药加清水适量，浸泡 20 分钟，煎数沸，取药液一杯温服，余下药液与 1500 毫升开水同入盆中，趁热熏蒸擦洗面部，待温度适宜时泡洗双脚，每天 2 次，每次 40 分钟，15 天为 1 个疗程。

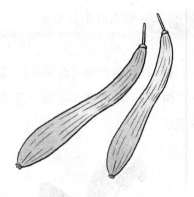

丝 瓜

【功效主治】养肝健脾，润颜消斑。适用于面部蝴蝶斑。

【调养验证】用此方美容者 40 例，随访半年，疗效令人满意者 38 例，2 例疗效不太明显。

抗衰老

抗衰老可以说是人类的终身事业，尤其是女人。人总是抵不过时间的消逝，到我们二十五六岁的时候，皮肤就开始进入衰老期，皱纹、色斑、皮肤松弛等现象逐渐出现，这时，抗衰老工程也正式启动。妙用验方抗衰老，是助你"返老还童"的一种理想选择。

方一 银杏叶水抗衰老

【配方】银杏叶（白果叶）100克，槐花、菊花各35克，丹参22克。

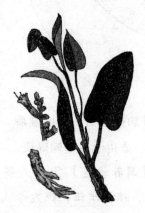

丹 参

【制用法】将上药加清水适量，浸泡20分钟，煎数沸，取药液与1500毫升开水同入脚盆中，趁热熏蒸，待温度适宜时泡洗双脚，每天2次，每次40分钟，15天为1个疗程。

【功效主治】软化血管，降低血脂，延缓衰老。适用于冠状动脉粥样硬化、高脂血症、高血压等多种老年病。

【调养验证】长期用此方抗衰老者39例，随访其半年，疗效令人满意者36例，疗效不明显者3例。

方二 鲜芦笋养颜防皱

【配方】鲜芦笋1枝，胡萝卜、苹果、芹菜各100克，柠檬汁20克。

【制用法】芦笋、胡萝卜、苹果、芹菜洗净，切碎，榨汁去渣与柠檬汁混合搅拌匀。

【功效主治】容颜养肤，抗皱增白。

【调养验证】长期用此方抗衰老者 52 例，均取得满意疗效。

 干枸杞子益面防皱

【配方】干枸杞子 250 克，白酒 500 毫升。

【制用法】枸杞子放入小口瓶内，加入白酒，密封瓶口，每日振摇 1 次，7 日后开始饮用，边饮边添白酒，每日晚餐或临卧前随时饮用，不会饮酒者，可用葡萄酒。

【功效主治】补虚损，长肌肉，益面色，防皱纹。

【调养验证】长期用此方抗衰老者 46 例，随访 8 个月，疗效显著者 42 例，疗效不明显者 4 例。

 莲子去皱白面

【配方】莲子、芡实各 30 克，薏米 50 克，龙眼肉 8 克，蜂蜜适量。

【制用法】上药加水煮 1 个小时后食用。

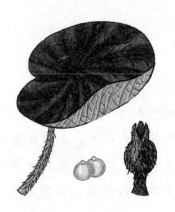

芡 实

【功效主治】消除皱纹，白面美容。

【调养验证】长期用此方抗衰者 30 例，疗效显著者 25 例，效果不太满意者 5 例。

 桃仁去皱益颜

【配方】桃仁（用水浸去皮尖，研如泥），蜂蜜适量。

【制用法】用研烂之桃仁加蜜少许，用温水化开，涂摩面部，后用玉霄膏涂贴。

【功效主治】活血润肤，去皱益颜。

【调养验证】长期用此方抗衰者 29 例，取得满意效果者 25 例，4 例效果不明显。

益 智

现代人生活节奏快、就业压力大，许多人经常焦虑、烦躁、失眠，即使是大白天，也常会感到委靡不振。追求健康、渴望长寿是我们共同的愿望，讲求生命质量更是现代人所追求的最终目的。如果你有难言的烦躁，如果你有一直失眠、健忘、高度紧张的情况，那就请您尽快试用一下下面的中药验方吧！让这些验方来滋养你的大脑，提高你的智商，安定你的心灵！

方一 丹参山药水健脑益智

【配方】丹参、山药各50克，远志、五味子各25克。

【制用法】将上药加清水适量，煎煮30分钟，去渣取汁，与2000毫升开水一起倒入盆中，先熏蒸，待温度适宜时泡洗双脚，

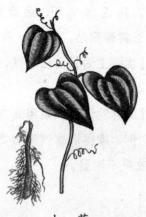

山 药

每天早晚各1次，每次熏泡40分钟，20天为1个疗程。

【功效主治】健脑益智，安神通窍。适用于记忆力减退。

【调养验证】李某，男，35岁，失眠、健忘的症状持续多半年，用本方4～5个疗程，基本痊愈。

方二 四味首乌水健脑益智

【配方】制何首乌35克，夜交藤、熟地黄各30克，刺五加25克。

【制用法】将上药加清水2000毫升，煎至水剩1500毫升时，澄出药液，倒入盆中，先熏

蒸，待温度适宜时泡洗双脚，每晚临睡前泡洗1次，每次40分钟，20天为1个疗程。

【功效主治】健脑益智，安神通窍。适用于记忆力减退、反应迟钝等症。

【调养验证】用此方健脑益智者30例，随访其3～5个月，均获满意疗效。

 黑豆枸杞子水健脑益智

【配方】黑豆100克，枸杞子20克，小红枣20枚。

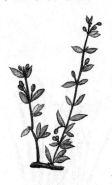

枸杞子

【制用法】将上药加清水适量，煎煮30分钟，去渣取汁，与2000毫升开水一起倒入盆中，先熏蒸，待温度适宜时泡洗双脚，每天1次，每次熏泡40分钟，10天为1个疗程。

【功效主治】滋养肝肾，补益心脾。适用于记忆力减退兼见视力下降、神疲乏力等症。

【调养验证】用此方治疗神疲乏力者53例，均取得满意效果。

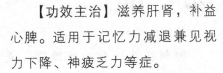 **枸杞酸枣仁水健脑益智**

【配方】枸杞子、酸枣仁各50克。

【制用法】将上药加清水2000毫升，煎至水剩1500毫升时，澄出药液，倒入盆中，先熏蒸，待温度适宜时泡洗双脚，每晚临睡前泡洗1次，每次40分钟，20天为1个疗程。

【功效主治】健脑明目，补养肝肾。适用于记忆力减退、失眠、神疲乏力等症。

【调养验证】金某，女，22岁，精神委靡、神疲乏力、记忆力减退症状持续近1年，用此方3～4个疗程后痊愈。

忧 郁

　　抑郁症是一种心理障碍，是指抑郁情绪得不到自我调节，延续超过2周以上，且不能缓解，或进行性加重，并且伴有多种躯体和情绪症状，影响了正常的工作和生活。主要症状有：情绪低落（多数人早上心情最恶劣，傍晚时有所缓解）、失去自信、常常自责、失去对任何事情的兴趣（甚至是自己之前很感兴趣的事情）、睡眠障碍、食欲下降、注意力不能集中、记忆力下降、易疲劳等。

　　抑郁情绪调节不好就会发展成抑郁症。因此，为了去除我们心灵的尘埃，尽早从抑郁情绪中解脱出来，妙用中医验方可以为我们解除这一情绪烦恼。

方 一　石菖蒲女贞子水消除抑郁

　　【配方】石菖蒲、女贞子、旱莲草、白芍各13克，酸枣仁18克，白术、川芎、玫瑰花各9克。

　　【制用法】将上药加清水适量，浸泡20分钟，煎数沸，取药液与1500毫升开水同入盆中，趁热熏蒸，待温度适宜时泡洗双脚，每天2次，每次40分钟，15天为1个疗程。

　　【功效主治】疏肝解郁。适用

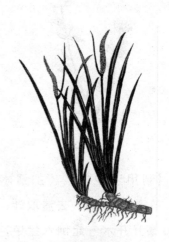

石菖蒲

于心烦意乱、情绪抑郁等。

　　【调养验证】用此方治疗心烦

意乱、情绪抑郁症状者 34 例，痊愈者 30 例，明显好转者 4 例，有效率为 100％。

青皮柴胡水消除抑郁

【配方】青皮、柴胡各 60 克，枳壳 20 克。

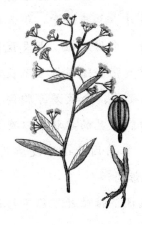

柴　胡

【制用法】将上药加清水适量，煎煮 30 分钟，去渣取汁，与 2000 毫升开水一起倒入盆中，先熏蒸，待温度适宜时泡洗双脚，每天 1 次，每次熏泡 40 分钟，10 天为 1 个疗程。

【功效主治】理气通络，疏肝解郁。适用于情绪抑郁、两胁胀痛等。

【调养验证】范某，女，36 岁，情绪抑郁、两胁胀痛症状持续近 4 个月，用此方调理 3～5 个疗程后，情绪明显好转。

三橘水消除抑郁

【配方】橘皮 100 克，橘核 50 克，橘络 8 克。

【制用法】将上药加清水适量，浸泡 20 分钟，煎数沸，取药液与 1500 毫升开水同入盆中，趁热熏蒸，待温度适宜时泡洗双脚，每天 2 次，每次 40 分钟，15 天为 1 个疗程。

【功效主治】理气通络，疏肝解郁。适用于心情忧郁、胸胁胀满等症。

【调养验证】张某，女，36 岁，经常胸胁胀满、心情抑郁，用此方 4～5 个疗程后，基本痊愈。

精神紧张

如今，精神紧张成了现代社会的隐形瘟疫。有位李女士刚刚进入一家大型网站供职，尽管之前做了大量精神准备，她还是抱怨"真没想到会是这么累"。她一个人负责3个栏目，需要每日更新，做到最后觉得"自己就是填东西的机器"。仅仅两个月，她就觉得胃总有一种不适的感觉，什么也吃不下，人反而胖了5斤。总想睡觉，但真躺下来却又睡不着，满脑子都是事。她脸色蜡黄、委靡不振。大夫说她这种症状是精神紧张引起的，长期过度的精神紧张会造成很多不良影响和一些躯体化症状，如出现睡眠障碍、易疲劳、食欲差、胸闷、憋气、手抖、头痛、头晕、出汗等自主神经功能紊乱的症状，以及记忆力下降、情绪不稳定、产生恐惧感、烦躁、容易因为小事发脾气等。严重的精神紧张最终将导致焦虑抑郁状态或惊恐障碍。

那么，如何消除精神紧张呢？除了自我调节情绪外，你不妨让中医验方来帮忙。

 小麦茯苓水消除紧张

【配方】小麦50克，茯苓15克，知母13克，甘草10克，大枣20枚。

【制用法】将上药加清水适量，浸泡20分钟，煎数沸，取药液与1500毫升开水同入盆中，趁热熏蒸，待温度适宜时泡洗双脚，

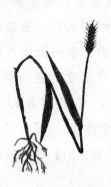

小　麦

每天2次，每次30分钟。

【功效主治】养心安神。适用

于心神不安、精神恍惚等症。

【调养验证】辛某,男,28岁,部门经理。由于工作压力大,经常失眠,连续1年多一直心神不安、精神紧张,用此方2～3个月后,紧张症状基本消失。

 方二 丹参麦冬水消除紧张

【配方】丹参、麦冬各22克,远志、元参、全当归、五味子各13克,白茯苓15克。

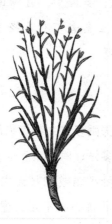

远　志

【制用法】将上药加清水2000毫升,煎至水剩1500毫升时,澄出药液,倒入脚盆中,先熏蒸,待温度适宜时泡洗双脚,每晚临睡前泡洗1次,每次40分钟。

【功效主治】补心安神,滋阴

养血。适用于心神不安、多梦易醒等症。

【调养验证】用此方治疗心神不安、多梦易醒患者40例,用药3～5周后,治愈38例,2例效果不明显。

 方三 夜交藤龙骨水消除紧张

【配方】夜交藤20克,龙骨、酸枣仁、五味子、石菖蒲各15克,百合、合欢皮各12克,远志、栀子仁各8克,珍珠母、牡蛎各6克。

【制用法】将上药加清水适量,煎煮30分钟,去渣取汁,与2000毫升开水一起倒入盆中,先熏蒸,待温度适宜时泡洗双脚,每天1次,每次熏泡40分钟。

【功效主治】镇静安眠,清心除烦,养心安神。适用于心神不安、失眠多梦、烦躁心悸等症。

【调养验证】陈某,女,36岁,公司会计。自述心神不安、失眠多梦、精神紧张已近1年,用此方3～5周后,不适症状有明显改善。

神经衰弱

神经衰弱是一种以大脑功能性障碍为特征的疾病，属神经官能症的一种类型。本病多见于脑力劳动者，且多与个体身体素质有关，患者常常性格内向，脆弱多病，身体虚弱，对一些自身不适感觉过分关切。其发病因素有多种，如过度疲劳、中毒、精神创伤等，以上因素引起大脑功能失调，继而自主神经功能紊乱，从而导致一系列症状的产生。神经衰弱的主要症状是头痛、失眠、烦躁、记忆力减退、注意力不集中、疲惫乏力、精神委靡不振等。有些患者由失眠开始，主要表现为入睡困难，也有表现为早醒、睡眠浅、多噩梦。胃肠道症状如胃口不佳、腹部胀满、大便次数增多等。女性患者可有月经不调、性功能减退；男性患者可有阳痿、早泄、遗精等。

百麦安神饮治神经衰弱

【配方】百合 30 克，淮小麦 30 克，莲子肉 15 克，夜交藤 15 克，大枣 10 克，甘草 6 克。

【制用法】上药以冷水浸泡半小时，加水至 500 毫升，煮沸 20 分钟，滤汁，存入暖瓶内，不计次数，作饮料服用。

【功效主治】益气养阴，清热安神。主治神经衰弱、神经官能症，以神志不宁、心烦急躁、悲伤欲哭、失眠多梦、善惊易恐、心悸气短、多汗、时欲太息、舌淡红或嫩红、脉细弱或细数无力为主症。中医辨证属心阴不足、虚热内扰，或气阴两虚、心神失养者。

【加减】兼气郁者，加合欢花 30 克；兼痰浊者，加竹茹 9 克，生姜 6 克；兼湿邪阻滞者，加藿香、荷梗各 10 克。

【调养验证】用此方治疗患者 79 例，其中治愈 52 例，好转 25 例，无效 2 例，有效率约为 97.5%。

【配方】淫羊藿 25 克，陈皮、桔梗、半夏、当归、白术、茯苓、郁金各 10 克，熟地黄 20 克，细辛 3 克，甘草 6 克，枸杞子、酸枣仁、黄芪、党参各 15 克，大枣 5 枚。

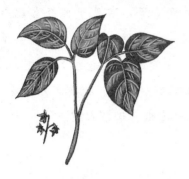

淫羊藿

【制用法】每日 1 剂，将上药水煎，分 2 次服。7 剂为 1 个疗程，间隔 5 天再进行第 2 个疗程。

【功效主治】神经衰弱。

【加减】若有热象者，加栀子 10 克，黄芩 10 克；若有寒象者，加肉桂 6 克，干姜 8 克。

【调养验证】用此方治疗神经衰弱患者 34 例，其中治愈 27 例，好转 5 例，无效 2 例。一般经 1～3 个疗程能基本治愈。

【配方】陈皮 10 克，半夏 10 克，茯苓 10 克，枳实 10 克，竹茹 10 克，石菖蒲 10 克，远志 10 克，枣仁 10 克，五味子 10 克。

【制用法】每日 1 剂，水煎服，早晚分服。

【功效主治】理气化痰，养心安神。主治神经衰弱、神经异常、癫痫等病，证属痰火内结、郁热内扰者。

【加减】伴四肢抽痛、屈伸不利者，加葛根、钩藤、丹参，舒筋止痛；失眠重症者，加黄连、定心珠（取鸡子黄 1 枚，蛋黄衣不破为好，再以煎好的药趁热冲调搅匀而成），除烦宁心安神；伴头痛者，加白蒺藜、川芎、白芷，通络止痛；精神抑郁者，加柴胡、郁金，舒肝解郁。

【调养验证】用此方加减治疗神经衰弱患者 32 例，其中治愈 23 例，好转 7 例，无效 2 例，有效率约为 93.8％。

第二章 养生验方

失　眠

　　失眠指睡眠不足或睡不深熟。有几种形式：一是难于入睡（起始失眠）；二是睡眠浅而易于惊醒（间断失眠）；三是睡眠持续时间早于正常，早醒后不能再入睡（早醒失眠）。引起失眠的主要原因是精神过度紧张或兴奋，并伴以头昏脑涨、头痛、多梦、记忆力减退、神倦胸闷、注意力不集中、食欲不振、手足发冷等，常见于神经官能症、神经衰弱等；如失眠伴以情绪不稳、过敏、潮热、出汗、头痛头晕、血压波动、月经紊乱等，年龄在45～55岁间的可能是更年期综合征；如因环境嘈杂或服用浓茶、饮料、药物、心中有事、忧郁不结、疼痛等各种原因引起的，均应根据病因，镇定安眠、调节心理。

方一　蝉蜕治失眠

　　【配方】蝉蜕3克。

　　【制用法】加水250毫升，武火煮沸，改用文火缓煎15分钟，取汁饮服。

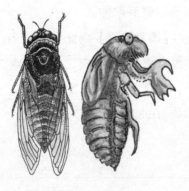

蝉　蜕

　　【功效主治】散热定痉，抗惊镇静。主治失眠等症。

　　【调养验证】郝某，女，24岁。患神经衰弱数载，夜难入寐，寐则多梦易醒，甚至彻夜不眠。曾经中西药治疗，效果不佳。改用单味蝉蜕3克，按上方煎水饮用，患者当即安然入寐。依法巩固治疗半个月，旧症消失。随访3年，未见复发。

方二　山药牡蛎治失眠

　　【配方】怀山药30克，生牡蛎（先煎）、生龙骨（先煎）、生代赭石（先煎）各 20 克，潞党参、茯苓、茯神、炒枳实、丹参、炒竹茹、阿胶（烊服）、生麦芽各 10 克，制胆星、石菖蒲、黄连、甘草各 6 克，酸枣仁 15 克。

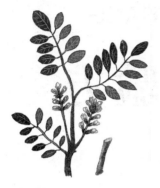

甘 草

【制用法】每日 1 剂，水煎 3 次，分 3 次服。3 周为 1 个疗程。

【功效主治】调理阴阳，涤痰安神。主治神经性失眠。

【调养验证】江某，女，35 岁。患者于 11 年前，生产后 3 天即感心烦意乱，不能入睡，连续一月余每夜仅浅睡 3～4 小时，嗣后，经治虽睡时稍增，但多噩梦，且素感头昏沉、胸闷、纳谷不馨。有时也服安定或中药，症状好转一时，逾后复故，渐至稍有睡意，即被惊醒，惊绪易激动，畏闻响声，现已无从事家务及农事之能。脉涩，舌红，苔薄白腻，脑电图及血压检查均无异常，无思维、情感、行为及与环境相互之间不协调现象，但有其父失眠等神经症家族病史。诊为神经性失眠，辨证为心肾不交、胆虚痰扰。按此方治疗，共服药 25 剂，诸症皆除。半年后，已康复劳动，一切正常。

 方三 丹皮栀子治失眠

【配方】丹皮、栀子、当归、炒白术、大枣、青皮各 15 克，柴胡、薄荷各 10 克，白芍 30 克，龙骨、牡蛎（先煎）各 60 克，酒大黄（另包后下）5 克。

【制用法】每日 1 剂，水煎，早晚分服。

【功效主治】清热凉血，滋阴清热。主治失眠症。

【调养验证】用此方加味治疗 28 例。治愈（能获得正常睡眠，入睡快，睡后如常人，2 年内未复发）22 例；显效（能基本正常入睡，时有睡而易醒现象，但精神饮食如常，1 年内未见复发）4 例；有效（临床症状改善，能按时入睡，但睡而不稳，每遇劳累或精神刺激后复发）2 例。总有效率 100%。

内科疾病验方

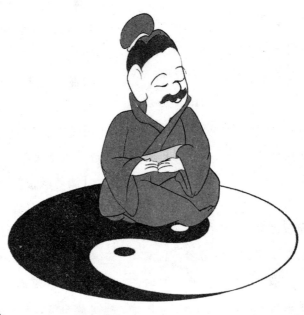

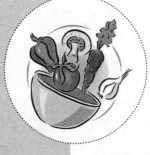

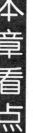本章看点 ▼

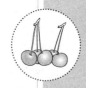

- 感　冒
- 支气管炎
- 肺　炎
- 哮　喘
- 高血压
- 低血压
- 冠心病
- 风湿性心脏病
- 心律失常
- 高脂血症
- 糖尿病
- 贫　血
- 胃　炎
- 胃、十二指肠溃疡
- 肠　炎
- 便　秘
- 肝　炎
- 脂肪肝
- 肝硬化
- 肺气肿
- 肺结核
- 慢性肾炎
- 癫　痫
- 病毒性心肌炎
- 肥胖症
- 中　风
- 类风湿关节炎

感　冒

　　感冒是最常见的上呼吸道感染疾患，民间俗称"伤风"，是由受风受寒后，呼吸道局部抵抗力下降而感染病毒或细菌所致。常见表现有头痛、鼻塞、流涕、喷嚏、流泪、恶寒、发热、周身不适或伴有轻微咳嗽等。症状严重，且在一段时期内广泛流行者，称为"流感"。本病四季皆可发病，但以冬、春两季多见。中医认为，感冒是因人体正气不足，感受外邪，引起鼻塞流涕、恶寒发热、咳嗽头痛、四肢酸痛为主要症状的疾病。感冒一般病程为5～10天，预后良好。但也不尽然，如年老体弱或先天不足者，往往容易患病，反复发作，缠绵难愈，需精心调养。儿童患者若失治或误治，则易并发扁桃体炎、鼻窦炎、中耳炎、气管炎乃至肾炎等疾病。

 板蓝根金银花治感冒

【配方】板蓝根、金银花各20克，牛蒡子、贯众、连翘各15克，淡豆豉、杏仁、荆芥、桔梗、前胡各10克，薄荷、紫苏叶各8克，甘草6克。

【制用法】每日1～2剂，水煎，分2～3次口服。

【功效主治】感冒。

【调养验证】用此方治疗感冒患者199例，其中服药2剂治愈者120例，3剂治愈者45例，4剂治愈者34例。

 柴胡香薷治感冒

【配方】柴胡、香薷、金银花、连翘、厚朴、炒扁豆各10克，黄芩、焦山栀各5克，淡竹叶、藿香各10克。

【制用法】每日1剂，先用温水浸泡30分钟，水煎，水开后10分钟即可，分3～4次温服。

【功效主治】祛暑化湿，退热

和中。主治夏季感冒。

【加减】湿邪偏重，症见恶心呕吐明显者，加佩兰叶10克，白豆蔻5克；暑热偏重，高热口渴、心烦、尿短赤者，加生石膏20克，知母10克，板蓝根20克；热盛动风，症见高热抽搐者，加紫雪散1支。

【宜忌】汗出热退后避风寒，忌生冷油腻。

【调养验证】张某，男，5岁。因持续高热1天，抽搐昏厥2次住院，用抗生素、激素输液治疗，每次输液后体温降至正常，第2天又高热抽搐，如此反复1周。改用此处方治疗，5天后痊愈出院。

马鞭草羌活治感冒

【配方】马鞭草30克，青蒿15克，羌活15克。

【制用法】每日1剂，水煎服。

【功效主治】祛风散寒，止痛。用于流行性感冒。

【调养验证】用此方后随访51

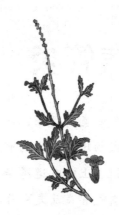

马鞭草

例，46例痊愈，3例有效，2例无效，有效率约为96.1％。

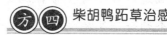

柴胡鸭跖草治感冒

【配方】柴胡12克，鸭跖草25克，金银花15克，板蓝根20克，桔梗、桂枝各10克，生甘草6克。

【制用法】每日1剂，将上药用水浸泡60分钟（以水淹没药面为度），用文火煮沸3次合并药液，分2次口服。

【功效主治】感冒。

【调养验证】用此方治疗感冒患者536例，均获治愈。其中服药2剂治愈者491例，3剂治愈者45例。

支气管炎

支气管炎有急性、慢性之分。急性支气管炎是由病毒、细菌的感染，或物理与化学的刺激所引起的支气管和气管的急性炎症。疲劳、受惊、上呼吸道感染等，是导致本病的诱因。慢性支气管炎多由急性支气管炎反复发作转变而成。

支气管炎发病时很像感冒，表现为刺激性咳嗽，1～2天后咳痰，开始为白色黏稠痰，后为黏液脓性痰，或痰中带血丝。若久治不愈，症状可逐渐加重，咳嗽长年持续，痰多，呈泡沫黏液；有的患者有喘息和哮鸣音。常伴胸骨后疼痛、疲倦、头痛、全身酸痛等症状。本病冬季发病率高，以老年人、小儿为多见。

 平喘止咳散治气管炎

【配方】地龙 500 克，川贝母 100 克，胡颓叶 100 克，穿心莲 100 克。

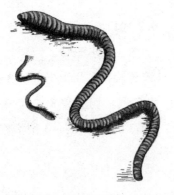

地龙

【制用法】将地龙放在瓦片上用火烤干，再将 4 味共研极细粉末，每日服 3 次，每次 6 克。1 个月为 1 个疗程。

【功效主治】清肺化痰、止咳平喘。主治慢性支气管炎。

【调养验证】用此方共治 500 例，服 1～3 个疗程后，痊愈 312 例，明显好转 89 例，好转 72 例，无效 27 例。有效率为 94.6%。

 茜草散治气管炎

【配方】茜草 9 克（鲜茜草

18克），橙皮18克。

【制用法】加水200毫升煎成100毫升，日服2次，每次50毫升。10天为1个疗程。

【功效主治】理气调中，燥湿化痰。主治慢性支气管炎。

【调养验证】用此方治疗慢性支气管炎患者123例，1个疗程后显效率约为40.7%，2个疗程后显效率约为69.1%。

 桔梗止咳汤治气管炎

【配方】桔梗10克，紫菀10克，百部12克，款冬花12克，

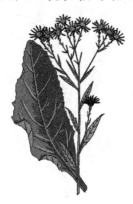

紫 菀

桑白皮15克，栝楼皮12克，甘草6克。

【制用法】每日1剂，水煎服。

【功效主治】清肺理气，化痰止咳。主治急性气管炎、支气管炎。

【加减】如发病初期恶寒发热、头痛鼻塞者，加麻黄、荆芥、紫苏叶；肺热蕴热、咯吐黄痰者，加炒黄芩、鱼腥草；剧咳无痰者，加炙麻黄、杏仁、全蝎。

【调养验证】用此方治疗150例，治愈115例，好转35例，对寒热不甚者有效率为100%。

 平地木栝楼汤治气管炎

【配方】紫金牛25克，蒸百部10克，全栝楼10克，桃仁10克，绞股蓝30克，焦山楂20克，炙甘草10克。

【制用法】水煎，每日1剂，10天为1个疗程。

【功效主治】理气化痰，止咳平喘，扶正固元。主治慢性支气管炎，适宜寒邪侵袭、寒痰壅滞、肺脾两虚患者。

【调养验证】用此方治疗慢性支气管炎46例，其中治愈13例，好转30例，有效率约为93.5%。

肺　炎

　　肺炎是指肺组织的炎症。绝大多数由微生物（包括病毒、支原体、立克次体、细菌和真菌等）引起，物理、化学性因素和过敏反应等亦可引起肺部的炎症反应。肺炎的临床症状主要为寒战、发热、胸痛、咳嗽、咳痰和气急等，也可伴有恶心、呕吐、腹胀、腹泻和黄疸等消化道症状。严重感染时可发生休克和神经系统的症状，如神志模糊、烦躁不安、嗜睡、谵妄和昏迷等。当机体免疫功能降低时，容易患肺炎。患肺炎后机体消耗甚大，应多饮水，吃高能量、高蛋白、易消化或半流质食物。可适当多吃些水果，补充维生素，这样有利于增加机体的抗病能力，促进早日康复。

 麻杏石膏合剂治肺炎

【配方】麻黄 6 克，杏仁 10 克，生石膏（先煎）40 克，虎杖 15 克，金银花 20 克，大青叶 15 克，柴胡 15 克，黄芩 15 克，鱼腥草 20 克，青蒿 15 克，贯众 15 克，草河车 12 克，地龙 10 克，白僵蚕 10 克，野菊花 15 克，甘草 6 克。

【制用法】每日 1 剂，水煎服。小儿酌减。

【功效主治】清热解毒，宣肺平喘。主治肺炎、急性支气管炎辨证属肺热喘咳者。

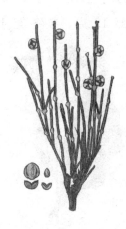

麻　黄

【调养验证】李某，男，9 岁。感冒发热 10 天未愈，咳嗽较剧，经用多种抗生素无效。症状为唇干燥，咽干，苔黄厚，体温 39.2℃，白细胞 10×10^9/升，中性粒细胞

57%，X线检查示右肺下叶后基底炎变。用此方后，次日体温降至37.2℃，第4天，右肺细湿啰音消失，用药7天后痊愈。

方二 大青叶四季青治肺炎

【配方】大青叶、四季青、野荞麦根各30克，连翘、金银花各15克，杏仁、桔梗、防风、荆芥各9克。

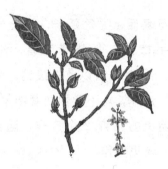

连　翘

【制用法】每天1～2剂，水煎，分4次口服。

【功效主治】肺炎。

【调养验证】用此方治疗120例，治愈30例，显效85例，无效5例，有效率约为95.8%。

方三 麻杏石膏汤治肺炎

【配方】麻黄10克，杏仁10克，甘草10克，生石膏（先煎）45克，金银花15克，连翘15克，荆芥穗10克。

【制用法】每日1剂，水煎服。

【功效主治】清热解毒，止咳平喘。主治肺炎。

【调养验证】用此方治疗肺炎20例，全部治愈。治疗所需时间最短者为6天，最长者为18天，平均为8.65天。

方四 清暑益气汤治肺炎

【配方】鲜荷叶30克，鲜西瓜翠衣60克，竹叶、石斛、麦冬、知母各12克，金银花、连翘各18克，黄芩、芦根各15克，炙枇杷叶24克，人参60克（或红参9～12克），甘草6克。

【制用法】每日1剂，水煎服。

【功效主治】清热解毒，滋阴润燥。主治肺炎。

【调养验证】用此方治疗肺炎14例（发病均在夏至节后），治愈12例，好转2例，12～72小时退热，24～72小时白细胞总数恢复正常，8天至1个月肺部炎症完全吸收。

哮 喘

　　哮喘是因气管和支气管对各种刺激物的刺激不能适应，而引起的支气管平滑肌痉挛、黏膜肿胀、分泌物增加，从而导致支气管管腔狭窄。喘症以呼吸困难，甚至张口抬肩、鼻翼翕动、不能平卧为特征；哮症是一种发作性的痰鸣气喘疾患，发作时喉中哮鸣有声、呼吸气促困难，甚则喘息难以平卧。由于哮必兼喘，故又称作哮喘。哮喘包括支气管哮喘、哮喘性支气管炎等。

 五味子治支气管哮喘

　　【配方】生五味子 100 克，25％医用酒精适量。

　　【制用法】生五味子研细末，过筛，加入 75％医用酒精适量，调成糊状。取鸽蛋大的药糊置于患者神阙穴（肚脐），覆盖塑料薄膜，以胶布固定。睡前敷，晨除去，20 天为 1 个疗程。

　　【功效主治】肺虚喘咳，支气管哮喘。

　　【宜忌】外有表邪，内有实热，或咳嗽初起、痧疹初发者忌服。

　　【调养验证】胡某，男，21岁。患支气管哮喘 5 年。发作时胸闷气促，呼气延长，被迫坐起双手撑床，两肺哮鸣音，出现"三凹"症。曾以色甘酸钠、酮替芬等治疗，均不能预防哮喘发作。改用上方治疗 2 个疗程，随访 2 年，未见发作。

半夏丹参治哮喘

　　【配方】半夏 6～15 克，丹参 10～30 克，五灵脂 9～15 克，炙麻黄 6～12 克，炙杏仁 6～10 克，川椒 5～10 克，葶苈子 6～18 克，苏子 6～12 克。

　　【制用法】每日 1 剂，水煎 2次，早晚各服 1 次，连服 7 日为 1个疗程，停药 1～2 日后开始下一个疗程。

【功效主治】支气管哮喘。症见喉中痰鸣、呼吸急促、胸闷如窒、咳嗽、吐痰白黏稠、舌质暗、苔白滑、脉细涩患者。

【调养验证】用此方治疗50例支气管哮喘患者，其中治愈10例，显效22例，有效13例，无效5例，有效率为90％。

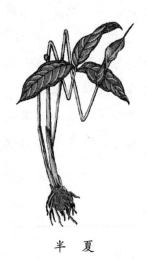

半　夏

 葶苈子大枣治哮喘

【配方】大枣30～60克，葶苈子30～60克，生白术30～60克，炙马兜铃9克，肾气丸12克（包煎），生甘草9克。

【制用法】每日1剂，水煎

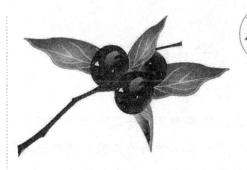

大　枣

服，分2次早晚温服。

【功效主治】理气化痰，健脾利湿，补肾纳气。主治各种哮喘症。

【宜忌】忌鱼腥、油腻、辛辣等发物。

【加减】如属寒喘者，加麻黄9克，白果10～30枚；如属热喘者，加麻黄9克、生石膏（先煎）30克；如舌质红、阴虚者，加南沙参15克，阿胶（冲服）4.5～9克；如咳嗽重者，加炙百部9克，炙款冬花9克，炙紫菀9克；如咳痰不爽者，加礞石滚痰丸9克（包煎或3克吞服）。

【调养验证】用此方共治疗各种哮喘325例。结果疗效稳定的95例，疗效不稳定的175例，无效的55例，有效率约为83.1％。

高血压

高血压主要是由于高级神经中枢调节血压功能紊乱所引起，以动脉血压升高为主要表现的一种疾病。成人如舒张压持续在90毫米汞柱以上，一般即认为是高血压。患者通常感到头痛、头晕、失眠、心悸、胸闷、烦躁和容易疲乏，严重时可发生心、脑、肾功能障碍。中医认为，引起血压升高的原因是情志抑郁、恚怒忧思，以致肝气郁结、化火伤阴；或饮食失节、饥饱失宜、脾胃受伤、痰浊内生；或年迈体衰、肝肾阴阳失调等。高血压分为原发性高血压和继发性高血压两类。原发性高血压是以血压升高为主要临床表现的一种疾病，约占高血压患者的80%～90%。继发性高血压是指在某些疾病中并发血压升高，仅仅是这些疾病的症状之一，故又叫症状性高血压，约占所有高血压患者的10%～20%。

 七子汤治高血压

【配方】决明子24克，枸杞子12克，菟丝子12克，女贞子15克，金樱子9克，沙苑子12克，桑葚子12克。

【制用法】每日1剂，水煎服。

【功效主治】滋肝补肾，降压息风。主治肝肾阴虚性高血压。

【调养验证】余某，女，51

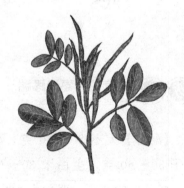

决明子

岁。患高血压已5年余，血压时常持续在210～180/110～100毫米汞柱。经常头昏、头痛、性情急躁易怒、失眠多梦、腰膝酸软、四肢麻木、面色潮红、五心烦热、舌红、苔薄黄、脉弦细数。曾服用多种西医降压药物，效果不理想，而求用中药治疗。证系肝肾阴虚，故投以"七子汤"加用钩藤、白芍、桑寄生，服药6剂，症状明显好转，血压稍有下降至175/95毫米汞柱。药已见效，守前方再进15剂，服后诸症基本消失，血压稳定在150～140/90～85毫米汞柱，原方加减，又服1个月，巩固疗效。停药后随访1年余，未见血压再升高。

 五皮汤治高血压

【配方】桑白皮50克，大腹皮30克，赤茯苓皮15克，陈皮9克，生姜皮6克。

【制用法】每日1剂，水煎服。

【功效主治】行气导滞，利水散浊。主治高血压危象。

【加减】如头痛剧烈，伴恶心、呕吐、失眠时，加天麻、钩藤；如精神错乱、躯体木僵、抽搐、视力模糊时，加天麻、白僵蚕；如胸闷痛时加栝楼皮、丹参。

【调养验证】用此方治疗50例高血压患者，显效（症状消失，血压恢复到发病前水平）38例，有效6例，好转2例，无效4例，有效率为92％。

 金银花菊花治高血压

【配方】金银花、菊花各26克。

【制用法】每日1剂，1剂分4份，每份用沸开水冲泡10～15分钟后当茶饮，冲泡2次弃掉另换。可连服1个月或更长时间。

【功效主治】软化血管。主治高血压。

【加减】若头晕明显者，加桑叶12克；若动脉硬化、血脂高者，加山楂24～30克。

【调养验证】用上药治疗高血压患者46例，其中单纯高血压病27例，单纯动脉硬化症5例，高血压伴有动脉硬化14例。服药3～7天后头痛、眩晕、失眠等症状开始减轻，随之血压渐降至正常者35例，其余病例服药10～30天后均有不同程度好转。

低血压

低血压主要是由于高级神经中枢调节血压功能紊乱所引起，以体循环动脉血压偏低为主要症状的一种疾病。成人如收缩压持续低于90毫米汞柱，并伴有不适症候时，一般即称为低血压。通常表现为头晕、气短、心慌、乏力、健忘、失眠、神疲易倦、注意力不集中等。女性可有月经量少、持续时间短的表现。中医学认为，本病与身体虚弱、气血不足有关。

 黄芪当归治低血压

【配方】潞党参10克，炙黄芪15克，炒白术10克，当归10克，鹿角胶（烊冲）10克，枸杞子10克，熟地30克，柴胡10克，升麻6克，醋香附10克，炒枳壳15克，葛根10克，陈皮6克，砂仁6克（后下），山萸肉15克，桔梗10克，细辛3克，麦芽30克，炙甘草10克，红枣5枚，生姜5片。

【制用法】每日1剂，水煎3次分3次服。30剂为1个疗程。

【功效主治】补元益精，疏肝升清。主治体质性低血压。

【调养验证】张某，女，54岁。眩晕旋作，伴头昏、乏力、心慌多年，近已影响劳动及家务活。面色㿠白、精神不振、头晕头昏，活动加甚；耳鸣、心慌、全身乏力、腰膝酸软、脉细弱、苔薄白、舌质黯红。血压75/45毫米汞柱，血常规检查基本正常，界限性脑电图、心电图示窦性心律，电轴不偏，心率60次/分，S-T段轻微改变。诊断为体质性低血压。证属肾元不足，肝失疏泄，心脑血虚。按此方治疗3个月痊愈，随访1年，症未复发。

 肉桂五味子治低血压

【配方】肉桂、桂枝、甘草各

15 克，五味子 25 克。

【制用法】每日 1 剂，水煎服。

【功效主治】升压。主治低血压。

【调养验证】用此方治疗低血压患者 35 例，其中显效 26 例，好转 7 例，无效 2 例，有效率约为 94.3％。

 党参黄芪治低血压

【配方】党参、枸杞子各 10 克，黄芪 30 克，陈皮、阿胶各 15 克，生地黄 20 克，升麻 3 克，防风、炙甘草各 6 克，五味子 12 克。

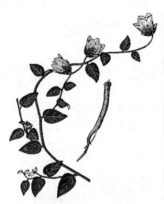

党 参

【制用法】每日 1 剂，水煎服。

【功效主治】升压。主治低血压。

【调养验证】用此方治疗 56 例低血压患者，1 年后随访，痊愈 32 例，好转 18 例，无效 6 例，有效率约为89.3％。

 黄芪白术治低血压病

【配方】黄芪 10 克，党参 9 克，白术 10 克，炙甘草 9 克，当归 12 克，熟地黄 9 克，陈皮 10 克，葛根 9 克。

【制用法】水煎服，每日 1 剂，分 2 次服。

【功效主治】补益心脾。主治心脾两虚所致的低血压，症见神疲气短、肢体倦怠、动则头晕目眩、心悸、自汗、食少、面黄少华、苔薄、舌质淡、脉细弱。

【加减】若失眠者，加酸枣仁、龙眼肉；心悸、自汗、舌尖红者，加麦冬、五味子；气短不能接续者，加升麻、柴胡；胸闷、脘痞、呕恶者，加法半夏、茯苓、明天麻。

【调养验证】用此方治疗 72 例低血压患者，显效 41 例，好转 26 例，无效 5 例，有效率约为93.1％。

冠心病

冠心病是冠状动脉粥样硬化性心脏病的简称。冠心病是一种40岁以后较为多见的心脏病。中老年人由于生理功能的逐渐衰退，如果对钙质摄取不足，会导致钙质从骨组织中大量释出，这一方面会造成骨质疏松，另一方面会使骨组织中的胆固醇等物质大量释出并沉淀或附着在血管壁上，加重血管硬化，从而影响人体血液循环。冠状动脉是供应心脏血液的血管，如果在此血管的内膜下有脂肪浸润堆积就会使管腔狭窄，堆积越多狭窄就越严重，如此限制了血管内血液的流量。血液是携带氧气的，如心脏需氧增多或血流减少到一定程度，就会使心肌缺乏氧气，不能正常工作。本病相当于中医学"胸痹"、"胸痛"、"真心痛"、"厥心痛"等范畴。在治疗方面应根据"急则治其标，缓则治其本"的原则，疼痛期以通为主，活血化瘀，理气通阳；疼痛缓解后以调整脏腑气血、培补正气为主。

方一 人参三七治冠心病

【配方】人参90克，三七30克，水蛭30克，丹参30克，没药15克，石菖蒲60克，香附60克，血竭15克，鸡血藤15克，茯苓15克，远志15克，琥珀15克。

【制用法】上药共研细末，空腹服，每次2克，每日3次。病情严重时可适当加大剂量，缩短服药间隔时间。1个月为1个疗程。

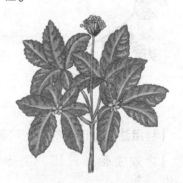

三七

【功效主治】益气活血，化瘀通滞。主治冠心病。

【调养验证】本方观察治疗 34 例，治愈 9 例，显效 17 例，有效 7 例，无效 1 例，有效率约为 97.1%。

方二 当归玄参治冠心病

【配方】当归、玄参、金银花、丹参、甘草各 30 克。

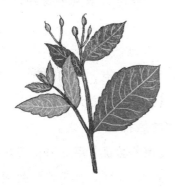

玄 参

【制用法】每日 1 剂，水煎服。

【功效主治】活血化瘀，解痉止痛。主治冠心病、胸痹气短、心痛、脉结代，能治疗肝区刺痛及肾绞痛。

【加减】冠心病：上方加毛冬青、太阳草，以扩张血管；若兼气虚者，加黄芪、生脉散以补益心气；若心血瘀阻甚者，加中药方剂冠心Ⅱ号以活血化瘀。

病毒性心肌炎：上方加郁金、板蓝根、草河车以清热解毒活血。

自主神经功能紊乱心律失常：上方配合甘麦大枣汤或百合知母汤，以养心安神、和中缓急。

【调养验证】李某，女，65 岁。患冠心病 10 余年，近日卒感胸闷、气短、心悸、脉结代、口腔溃疡、舌质光泽无苔。按此方服药 6 剂，脉结代好转，由三至一止，为变二十四至五止，继用上方。三诊脉已不结代，心律基本正常，观察一年半，病情无反复。

方三 党参酸枣仁治冠心病

【配方】党参、酸枣仁各 15～30 克，黄芪 18～30 克，麦冬、桑寄生各 12～15 克，五味子 3～6 克，益母草 30 克。

【制用法】每日 1 剂，水煎服。1 个月为 1 个疗程，用 1～3 个疗程。

【功效主治】益气安神，补益气血。主治冠心病。

【调养验证】用此方治疗 24 例，结果显效 10 例，改善 12 例，有效率约为 91.7%。

风湿性心脏病

风湿性心脏病是一种常见的心脏疾病，简称风心病。它是风湿病累及心内膜、心肌、心包，亦称为风湿性心炎。该病是患风湿热后引起的慢性心瓣膜损害，形成瓣膜口狭窄或关闭不全，导致血流动力学改变，最后心功能代偿不全，由于心瓣膜病变，加重了心脏负担，严重者充血性心力衰竭。本病在代偿期多无明显症状；失代偿期可出现心悸、气促、呼吸困难、口唇紫绀、咯血、胸痛、头晕、水肿、咳嗽、心瘅、压迫症状等，严重时出现心力衰竭和房颤。

 党参麦冬当归治风心病

【配方】党参 15 克，麦冬 10 克，五味子 6 克，桂枝 10 克，炙甘草 5 克，附子 10 克，北芪 15 克，当归 10 克。

【制用法】水煎，每日 1 剂，每剂分 2 次温服。

【功效主治】温通血脉，强心助阳。主治风湿性心脏病。

【加减】若阳虚肢冷较甚者，可加淫羊藿 15 克；若心阳虚、血脉瘀阻、舌质有瘀点、唇紫者，加丹参 12 克；若痰热痹阻、心痛彻背、背痛彻心者，合栝楼薤白半夏汤；善后调理宜加生姜 10

克，大枣 12 克，以调和营卫。

【宜忌】本方为温阳之剂，对阴虚内热者当禁用之。

【调养验证】用此方治疗风湿性心脏病 19 例，其中治疗效果显著者 10 例，有一定治疗效果的 8 例，无治疗效果的 1 例，有效率约为 94.7%。

 苓桂附子汤治风心病

【配方】茯苓 15 克，桂枝 9 克，制附子 3 克，白术 15 克，车前子（包煎）12 克，甘草 16 克。

【制用法】以水 6 升，煮取 3 升，温服，分 3 次。

【功效主治】健脾利水，温通

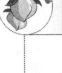

心阳。主治风湿性心脏病。

【调养验证】房某，女，72岁。心慌气短，动则益甚。半年前全身水肿、形寒肢冷、食欲不好、头晕目眩、精疲乏力。半月前因劳累病情加重，咳喘不能平卧，吐白沫样痰涎，小便短少，水肿更甚。给予本方 5 剂后，尿量增加，面部及腹部水肿消退，心慌气短减轻，能平卧，头晕目眩消失。食纳仍不振，形寒肢冷，微咳，舌脉同前，继服原方 4 剂，药后精神好转，食欲增加，已能下床活动，诸症基本消失，唯觉乏力稍累、心悸、短气、舌质转淡红有齿痕、苔薄白、脉沉细而结代，属邪祛正虚之象，上方去车前子加人参 5 克，炒酸枣仁 20 克调治月余，病渐平复。

 参麦苓术汤治风心病

【配方】太子参 12 克，麦冬 15 克，五味子 6 克，茯苓 20 克，白术 15 克，生地黄 20 克，熟地黄 20 克，川芎 6 克，炙甘草 5 克，白芍 20 克，当归 12 克，山药 15 克，山萸肉 10 克，泽泻 10克，车前子（包煎）10 克，黄柏10 克（酒泡 2 个小时），生薏仁30 克，防风 15 克，炙附子（先煎）6 克，苍术 10 克，续断 15克，桑寄生 15 克，蕲蛇 10 克，羌活 10 克，独活 10 克。

【制用法】每日 1 剂，水煎服。

【功效主治】补气养血，补益肝肾，祛风胜湿。主治风湿性心脏病。

【调养验证】用此方治疗风心病患者 26 例，随访 1 年，其中痊愈 12 例，好转 13 例，无效 1 例，有效率约为 96.2%。

 竹叶汤治风心病

【配方】竹叶菜 50 克，肥玉竹 20 克，生地黄 20 克，甘草10 克。

【制用法】水煎，每日 1 剂，分 2～3 次服。

【功效主治】风湿性心脏病。

【调养验证】用此方治疗风湿性心脏病患者 17 例，其中显效 7例，好转 9 例，无效 1 例，有效率约为 94.1%。

心律失常

　　心律失常是指人的心脏收缩的频率次数比正常增加或减少和心动节律的改变。它是一种发于心脏的器质性病变，也有可能是单纯的功能性障碍而无器质性改变。此病的种类很多，从心律跳动的快慢和不规则情况来看，常见的有窦性心律不齐、窦性心律失常、窦性心动过速或过缓、房性心律失常、房室交界性心律失常、室性心律失常、房室束支传导阻滞等。其主要临床表现是头昏乏力、心悸不安、胸闷不适，多伴有昏厥、气急、失眠、休克等症状。本病相当于中医学上的"心悸"，包括惊悸和怔忡。多发于身体羸弱、气血不足、心神不宁者；或因酒色太过者，由痰火内扰引发。如不及时调理，就会致使气血不足、运行无力，甚至出现气血瘀阻等症候。

 女贞子治心律失常

【配方】女贞子250克。

【制用法】加水1500毫升，文火煎至900毫升。每次取30毫升，每日3次口服，4周为1个疗程。或每日用药25克，加水150毫升，煎至90毫升，分3次服。

【功效主治】补肝肾，强腰膝。主治心律失常、阴虚内热、头晕、眼花、耳鸣等。

【宜忌】脾胃虚寒泄泻及阳虚者忌服。

【调养验证】用女贞子治疗心律失常43例。治疗前停用抗心律失常药1周，服用女贞子1个疗程

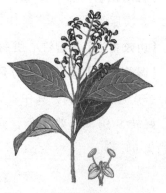

女贞子

(4周)，有效率76%。其中显效19例（心律失常消失），有效15例，无效9例。病程不到1年者，有效率84.3%，1～5年者为81.2%，超过5年者为52.1%。

 皂角粉治心律失常

【配方】生皂角0.3克。

【制用法】将药研成细粉，吹少许入鼻中，取喷嚏。

【功效主治】心律失常。

【调养验证】邓某，男，64岁。突然心悸，咯吐多量白色黏痰，心律178次/分，心电图提示为室上性心动过速。曾因注射三磷腺苷后发生心源性休克而惧用西药。本次发病改用单味皂角0.3克研细粉，吹粉少许入鼻中，搐鼻取嚏。即刻痰随嚏而出，胸闷随减。再查心率90次/分，心律整齐。

 延胡黄连治心律失常

【配方】延胡索30克，黄连30克，麦冬40克，当归15克，丹参30克，丹皮15克，黄芪15克，半夏15克，甘草15克。

【制用法】水煎，每日1～2剂，每剂煎2次。

【功效主治】清热散瘀，行气通络，扶正固本。主治快速型心律失常。症见心悸气短，胸闷胸痛，心烦不寐，脉数疾、促、促代或涩数。

【调养验证】用本方治疗心律失常者多例，系统观察患者并统计：显效54.9%，有效29.6%，有效率84.5%。

 桃仁红花治心律失常

【配方】桃仁10克，红花5克，当归、生地黄各10克，川芎5克，赤芍、牛膝各10克，甘草3克，生黄芪15克，栝楼皮10克，桔梗5克，淡附片10克。

【制用法】每日1剂，水煎，分2次服。

【功效主治】慢性心律失常。

【调养验证】用此方治疗39例心律失常患者，其中疗效显著者18例，好转20例，无效1例。

高脂血症

　　高脂血症是以单纯高胆固醇血症或单纯高三酰甘油血症或两者兼见的血脂代谢紊乱性疾病。就病因而言，有的是由多个遗传基因缺陷与环境因素相互作用所致。有的是由饮食饱和脂肪酸过高、进食过量、吸烟、运动量少、肥胖、某些药物等引起。有的则是继发于其他疾病。所以，高脂血症不是一种特定的疾病，而是一组疾病。由于血脂在血液中都是以蛋白结合的形式存在，所以又有人将高脂血症称为高脂蛋白血症。高脂血症与动脉粥样硬化、心脑血管病、糖尿病、脂肪肝、肾病等的发病有着密切关系，是形成冠心病的主要危险因素之一。高脂血症的直接损害是加速全身动脉粥样硬化，因为全身的重要器官都要依靠动脉供血、供氧，一旦动脉被粥样斑块堵塞，就会导致严重后果。高脂血症还可引起肝脏损害。当血脂升高超过机体代谢需要时，脂肪便在肝脏内堆积起来形成脂肪肝。

 大黄治高脂血症

【配方】生大黄适量。

【制用法】将上药研末，每次服3克，每日3次。连服2个月为1个疗程。

【功效主治】降血脂。主治高脂血症。

【宜忌】用此方治疗期间停服其他降血脂药物。

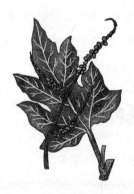

大　黄

【调养验证】刘某，男，49岁。诊断为冠心病和高脂血症。检查：血清胆固醇 9.30 毫摩尔/升，甘油三酯 1.96 毫摩尔/升。按上方连服生大黄粉 2 个月后，胆固醇降至 4.61 毫摩尔/升，甘油三酯降至 1.11 毫摩尔/升。

 制大黄茵陈治高脂血症

【配方】制大黄 10 克，猪苓、泽泻、白术、茵陈各 20 克，何首乌、生薏苡仁、决明子、金樱子各 25 克，柴胡、郁金各 15 克，生甘草 6 克。

【制用法】将上药加水 600 毫升，文火煎至 300 毫升，分早晚 2 次口服，10 天为 1 个疗程，一般连服 2～3 个疗程。

【功效主治】高脂血症。

【调养验证】用此方治疗高脂血症患者 85 例，其中显效者 63 例，有效者 20 例，无效者 2 例。服用最少者 1 个疗程，最多者 2 个疗程。显效的 63 例，经随访 2 年，均未见复发。

 参麦汤治高脂血症

【配方】人参 10 克，麦冬 10 克。

【制用法】每日 1 剂，水煎，分 3 次服。

【功效主治】益气养阴行血。主治原发性高脂血症。

【调养验证】用此方治疗 71 例，其中显效 52 例，好转 18 例，无效 1 例，有效率约为 98.6%。

 丹参山楂治高脂血症

【配方】制首乌 15 克，丹参 15 克，山楂 15 克，黄芪 12 克，地龙 12 克，陈皮 6 克，苍术 6 克，赤芍 10 克。

【制用法】每日 1 剂，水煎服。3 个月 1 个疗程。

【功效主治】行气化痰，化瘀消脂。主治高脂血症。

【加减】如痰郁中焦、腰膝酸弱者，加杞菊地黄汤；胸闷肢麻者，加半夏白术天麻汤；痰郁阻络者，加夏陈六君汤及僵蚕、红花等；痰郁痹胸者，加栝楼桂枝汤及降香、郁金；痰郁阻窍者，加温胆汤及石菖蒲、郁金、熟地等。

【调养验证】该方治疗 60 例，1 个疗程结果：近期痊愈 30 例，好转 28 例，无效 2 例。

糖尿病

糖尿病又称消渴，是一种由胰岛素相对分泌不足或胰高血糖素不适当地分泌过多而引起的以糖代谢紊乱、血糖增高为主要特征的全身慢性代谢性疾病。此病早期无症状，随其发展可出现多尿、多饮、多食、疲乏、消瘦，尿液中血糖含量增高，或并发急性感染、肺结核、动脉粥样硬化、末梢神经炎、趾端坏死等。早期诊断依靠化验尿糖和空腹血糖及葡萄糖耐量试验。此病重者可发生动脉硬化、白内障、酮症酸中毒等。按病情可采用饮食控制、胰岛素等降血糖药治疗，避免精神紧张，加强体育锻炼等也有利于预防本病的发生、发展。中医认为本病是由于饮食不节、情志不调、恣性纵欲、热病火燥等原因造成。本病多见于40岁以上喜欢吃甜食而肥胖的患者，脑力劳动者居多。创伤、精神刺激、多次妊娠以及某些药物（如肾上腺糖皮质激素、女性避孕药等）是诱发或加重此病的因素。发病时伴有四肢酸痛麻木感、视力模糊、肝脏肿大等症。

 麦冬治糖尿病

【配方】麦冬（鲜品）全草50克。

【制用法】每日1剂，切碎，水煎，代茶饮。

【功效主治】养阴润肺，清心除烦，益胃生津。主治糖尿病。

【宜忌】凡脾胃虚寒泄泻、痰饮湿浊及外感风寒咳嗽者均忌用。

【调养验证】李某，55岁。症见烦渴、能食善饥、尿频量多。化验：空腹血糖12.6毫摩尔/升，尿糖（＋＋＋），诊为糖尿病。证属肺胃燥热。遂按上方用鲜麦冬全草水煎代茶饮服。连服3个月，查血糖、尿糖均正常。为巩固疗效，以每日30克鲜麦冬，水煎代茶饮服月余。随访4年，未见复发。

仙鹤草治糖尿病

【配方】仙鹤草 30 克。

【制用法】每日 1 剂，水煎服。

【功效主治】糖尿病。

【调养验证】林某，女，55 岁。查空腹血糖 9.99 毫摩尔/升，诊断为糖尿病。经中西医调治，获效甚微，出现纳呆乏力、身体消瘦。处以上方水煎服，日服 1 剂。20 剂后，诸症好转，复查空腹血糖为 7.22 毫摩尔/升。继服 20 剂，诸症皆除。

 生地茯苓治糖尿病

【配方】生地黄、茯苓各 15 克，枸杞子 20 克，怀山药、天花粉各 30 克，太子参 25 克，知母、牛膝、生甘草、牡丹皮、泽泻各 10 克。

【制用法】每日 1 剂，水煎，分 2～3 次口服。15 天为 1 个疗程。

【功效主治】糖尿病。

【加减】若气虚者，加黄芪 30 克，白术 15 克；若胃热肺燥者，加麦冬 10 克，生石膏（先煎）20

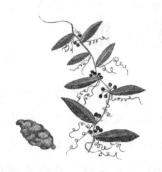

茯 苓

克；若湿热重者，加苍术 15 克。

【调养验证】用此方治疗糖尿病 150 例，用 1～4 个疗程后，其中治愈 45 例，好转 96 例，无效 9 例，总有效率为 94％。

 黄芪生地治糖尿病

【配方】生黄芪 15 克，生地黄 20 克，生山药、葛根、黄连、石斛、天花粉各 10 克，黄柏 8 克。

【制用法】每日 1 剂，水煎服。

【功效主治】益气养阴，清热生津。主治糖尿病。

【调养验证】用此方治疗 52 例，随访 1 年，其中显效 31 例，有效 18 例，无效 3 例，有效率约为 94.2％。

贫 血

贫血是指单位容积血液内红细胞数和血红蛋白量低于正常的病理状态。症状为头昏、眼花、耳鸣、面色苍白或萎黄、气短、心悸、身体消瘦、夜寐不安、疲乏无力、指甲变平变凹易脆裂、注意力不集中、食欲不佳、月经失调等。病因有缺铁、出血、溶血、造血功能障碍等。缺铁引起的"缺铁性贫血"见于营养不良、长期小量出血，治疗应去除病因，并服铁剂。急性大量出血引起的"出血性贫血"须用输血或手术抢救。另外，还有红细胞过度破坏引起的"溶血性贫血"、缺乏红细胞成熟因素而引起的"巨幼红细胞成熟性贫血"、缺乏内因子的巨幼红细胞引起的"恶性贫血"和造血功能障碍引起的"再生障碍性贫血"等。中医学认为，治疗贫血既要增加营养及补血，又要重视补气，因为气能生血。严重的必须从补肾着手，因为肾中精华能化生成血。

 胎盘治贫血

【配方】健康孕妇 12 周以内人工流产的胎盘（鲜品，含胎儿）。

【制用法】将胎盘去除杂质，冲洗干净，烘干，研粉。每日 2 次，每次 2.5 克，温水冲服。14 天为 1 个疗程。

【功效主治】促进造血功能。主治慢性肾病贫血。

【调养验证】采用此方治疗慢性肾病贫血 38 例。2 个疗程后，血红蛋白计数提高 30% 以上者 18 例，提高 20%～29% 者 14 例，提高 10%～19% 者 3 例，无效 3 例。有效率约为 92.1%。

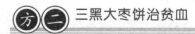 **三黑大枣饼治贫血**

【配方】黑矾、炒黑豆、炒黑芝麻、大枣肉、馒头各 120 克。

【制用法】将馒头上方开口去

心，包入黑矾，火烤使其熔化为度，另将炒黑豆、黑芝麻研粉放入，用大枣肉拌匀诸药，压成饼状，晒干研末，均分80包，日服2次，每次1包。

【功效主治】缺铁性贫血。

【宜忌】服药期间忌饮茶水。

【调养验证】用此方治疗各种原因引起的缺铁性贫血81例，效果显著者70例，好转者11例，一般服1料（80包）即可痊愈。

当归首乌治贫血

【配方】全当归、制何首乌、黄芪各20～30克，党参、五味

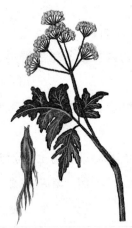

当 归

子、乌梅、陈皮、茯苓、丹参各15～20克，熟地黄、枸杞子各

10～15克，甘草10克。

【制用法】将上药水煎，每日1剂，分2～3次口服。1个月为1个疗程。

【功效主治】缺铁性贫血。

【调养验证】用此方治疗患者58例，用药1～3个疗程后，其中治愈50例，显效4例，有效4例。痊愈者随访2年，均未见复发。

党参黄芪治贫血

【配方】党参、淫羊藿、黄芪、丹参各30～35克，南沙参、仙鹤草、焦山楂、焦神曲、焦麦芽各15～20克，甘草5～10克。

【制用法】将上药水煎3次后合并药液，分2～3次口服，每日1剂。20天为1个疗程。

【功效主治】营养性贫血。

【调养验证】用此方治疗营养性贫血患者39例，其中治愈35例，显效4例。治愈的35例中，1个疗程治愈者21例，2个疗程治愈者10例，3个疗程治愈者4例。

胃　炎

　　胃炎是胃黏膜炎性疾病，分急性、慢性两大类。急性胃炎主要是指因食物中毒、化学品或药物刺激、腐蚀、严重感染等引起的胃黏膜急性病变。主要表现为发热、恶心、呕吐、腹泻、腹痛、脱水休克、脐周压痛等，有时与溃疡相似，应及时治疗。中医认为，本病属于湿热下注、脾胃失调所致，治疗时应清热利湿、解痉止痛、调理脾胃。

　　慢性胃炎属中医胃脘痛、痞满等症范畴。中医认为由气滞、脾虚、血瘀，诸邪阻滞于胃或胃络失养所致。临床表现为上腹部慢性疼痛、消化不良、食欲不振、恶心、呕吐、泛酸、饱胀、嗳气、大便不调，胃镜检查胃黏膜充血、水肿、糜烂、变薄。治疗本病以理气和胃为主。若属虚者，应温中补虚、养阴益胃；若属实者，应以疏肝、泄热、散瘀为主。

 车前子治胃炎

【配方】炒车前子适量。

【制用法】研末装瓶，每顿饭前服 4.5 克。

【功效主治】急性胃炎、慢性胃炎。

【禁忌】服药期间，忌食辛辣刺激性食物。

【调养验证】用上药治疗急性胃炎患者 35 例，其中痊愈 21 例，显效 2 例，有效 2 例；慢性胃炎患者 45 例，其中痊愈 14 例，显效 18 例，有效 13 例；溃疡病患者 33 例，显效 20 例，有效 12 例，无效 1 例。

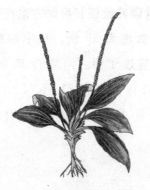

车前草

龙胆草蒲公英治胃炎

【配方】龙胆草3克，白花蛇舌草、蒲公英各10～15克，乌梅、甘草各6～10克，全当归、杭白芍各10克。

【制用法】每日1剂，水煎服。

【功效主治】清热解毒，敛阴生津。主治幽门螺杆菌相关性胃炎。

【调养验证】用此方治疗31例，治疗3个月后，治愈（胃镜

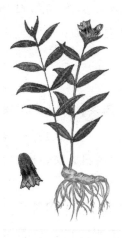

龙胆草

复查有改善，活检标本示幽门螺杆菌阴性，临床症状基本缓解）

22例，好转7例，无效2例，有效率约为93.6％。

 柴胡枳实治胃炎

【配方】柴胡、枳实、炙甘草、厚朴各10克，白芍、乌梅各30克。

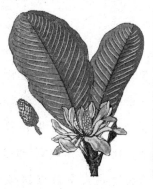

厚朴

【制用法】每日1剂，水煎服。

【功效主治】疏肝理气，行气消积。主治萎缩性胃炎。

【调养验证】治疗1例萎缩性胃炎患者，其3年中西药治疗不能缓解。后服此方5剂，诸症减轻。前方加丹参、红花各15克，服药后症状悉减。前方继服3个月巩固疗效。半年后复查胃镜为轻度浅表性胃炎。

胃、十二指肠溃疡

胃溃疡和十二指肠溃疡虽然发生的部位不同，但发生溃疡的原因是一样的，都是由于受到过多胃酸刺激而产生的溃疡。

胃溃疡的症状主要为上腹痛，常在胸骨之下，也就是我们常说的人字骨之下的心窝部位。有时因神经的传布，会放射到胸部两面下侧，甚至背后和肩部都痛；疼痛大多数是在饭后，和饮食有关。胃溃疡痛时，吃了东西，反而觉得好一点，但又不能多吃，因为吃多了，会感觉胀痛，结果痛势更厉害。除了疼痛之外，有时会吐酸水、呕吐；至于大便，经常秘结，甚至便血。所以平常如见所解大便为深咖啡或黑色时，要高度警惕可能是胃溃疡的征兆。

十二指肠溃疡症状和胃溃疡差不多，但疼痛的部位是在心窝部偏右方，比胃溃疡痛的部位稍稍偏向右下方。从疼痛的时间来说，十二指肠溃疡大多数在饥饿时，或是食后半夜作痛。

 木瓜姜醋

【配方】木瓜 500 克，生姜 30 克，醋 500 克。

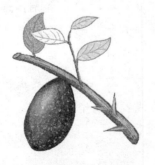

木瓜

【制用法】将以上 3 味一同放入沙锅内，用小火炖熟。1 剂分 3 次服用，每日 1 次，连续服用 3～4 剂。

【功效主治】健脾化瘀，平肝和胃，祛湿舒筋，散寒解毒。主治胃、十二指肠溃疡。

【调养验证】用此方治疗胃及十二指肠溃疡患者 119 例，其中痊愈 87 例，好转 25 例，无效 7 例，有效率约为 94.1%。

方二 白芍延胡索

【配方】白芍40克，延胡索20克，十大功劳叶、五灵脂各15克，白及30克，乳香、没药、生甘草各10克。

【制用法】将上药水煎3次后合并药液，分早、中、晚口服；每日1剂，半个月为1个疗程。

【功效主治】胃、十二指肠溃疡。

【加减】若胃酸偏低者，加乌药10～15克；若胃酸偏高者，加乌贼骨10～15克。

【调养验证】用本方治疗胃、十二指肠溃疡患者56例，其中，治愈者50例，显效5例，无效1例。对治愈者随访2年，未见复发。

 方三 冬青白芷

【配方】冬青30克，川楝子、白芷各15克。

【制用法】每日1剂，水煎，分2次服。30天为1个疗程，1个疗程未愈而有效者可继服第2个疗程，2个疗程龛影未愈者停药。

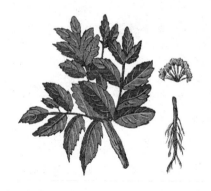

白　芷

【功效主治】消肿排脓，燥湿止痛。主治胃、十二指肠溃疡。

【调养验证】本组共治疗70例，治愈60例，好转6例，无效4例，有效率约为94.3%。

 方四 三七白芨

【配方】三七粉、白芨粉、生大黄粉（冲服）各6克，仙鹤草、煅瓦楞子各20克，枳实9克，陈皮、茯苓各15克，清半夏10克。

【制用法】每日1剂，水煎服。30剂为1个疗程。

【功效主治】消肿定痛，收敛止血。主治胃、十二指肠溃疡。

【调养验证】治疗胃及十二指肠溃疡35例，临床痊愈34例，好转1例，平均止血时间为4天。

肠 炎

　　肠炎是小肠或肠黏膜发炎的总称，表现为急性和慢性两种。急性肠炎是肠黏膜受刺激而发炎，下腹受风寒，或吃得太饱都是致病的原因。中医将它分为两种，一种是食积泄泻，症状是腹痛，泻后痛减，过一阵子又痛，再泻后又减，粪便如糊状，有酸腐味，舌苔发白，且食欲不振；另一种是湿热泄泻，症状是腹痛即泻，痛一阵泻一阵，粪便像水一样，小便短少，色如浓茶，有口渴现象。慢性肠炎表现为腹内时时咕咕作响，有时疼痛，大便不畅，便中带有黏液。常见的有慢性菌痢和阿米巴痢疾。

 葛根黄芪治肠炎

【配方】粉葛根 6 克，淡黄芩 6 克，川黄连 2.4 克，苦参片 3 克，川黄柏 3 克，广木香（后下）2.4 克，青、陈皮各 3 克，炒金银花 9 克，赤茯苓 9 克，炮姜炭 2.4 克，

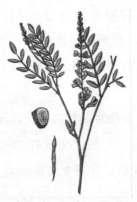

苦 参

车前子（包煎）9 克。

【制用法】每日 1 剂，水煎，分 2 次服。

【功效主治】理气止痛，健脾止泻。主治急性肠炎。

【调养验证】用此方治疗急性肠炎 19 例，其中痊愈 12 例，好转 6 例，无效 1 例。有效率约为 94.7%。

 马齿苋汤治肠炎

【配方】马齿苋 60 克，大蒜（捣成蒜泥）15 克。

【制用法】先以马齿苋煎汤，冲服蒜泥，加红糖适量。顿服，每日 2～3 次。

【功效主治】肠炎，腹泻。

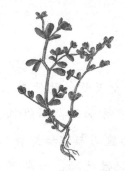

马齿苋

【调养验证】用此方治患者 21 例，其中痊愈 20 例，无效 1 例，有效率约为 95.2%。

 车前子金银花治肠炎

【配方】车前子（包煎）20 克，金银花 15 克，防风、川黄连各 10 克，鸡内金 8 克。

【制用法】将上药水煎，每日 1 剂，分 2～3 次口服。

【功效主治】急性肠胃炎。

【调养验证】用此方治疗急性胃肠炎患者 39 例，经用药 3～6 剂后，均获治愈。

 仙鹤草桔梗治肠炎

【配方】仙鹤草 30 克，桔梗 6

克，乌梅炭 4 克，白槿花 9 克，炒白术 9 克，广木香 5 克，生白芍 9 克，炒槟榔 10.2 克，甘草 4 克。

【制用法】每日 1 剂，水煎 2 次，分 2 次服。

【功效主治】补脾敛阴，清化湿热。主治久泻，包括慢性菌痢、阿米巴痢疾及慢性结肠炎，经常泄泻，时轻时剧，时作时休，作则腹痛，腹胀，大便溏薄，夹有黏液，间见少许脓血，反复发作，久治不愈者。

【加减】本方用治阿米巴痢疾时，应另加鸦胆子 14 粒，去壳分 2 次吞服；慢性痢疾、慢性结肠炎肝郁脾滞征象较著者，去槟榔，加柴胡 4.5 克，萆薢 15 克，秦艽 9 克；腹痛甚者，应加重白芍与甘草用量：白芍 15～30 克，甘草 9～15 克；泄泻日久，体虚气弱，而腹胀不显者，去木香、槟榔，加炙升麻 4.5 克，党参 12 克，炙芪 15 克。

【调养验证】用此方治疗患者 98 例，其中痊愈者 71 例，好转 25 例，无效 2 例，有效率约为 98.0%。

便　秘

　　粪便在肠腔滞留过久，大量水分被肠壁吸收，致使粪便干燥、坚硬，不易排出，叫便秘。便秘的原因是多方面的：因腹肌、肛提肌衰弱排便动力降低、结肠痉挛（其症状为腹泻与便秘交替）、进食过少、水分缺乏等原因引起的便秘，叫功能性便秘；因患部分性肠梗阻，或其他病变，或因铅、砷、汞等中毒，致使肠蠕动减弱引起的便秘，叫器质性便秘。

　　一般说来，短期便秘对人体的影响不大，但便秘长期得不到纠正，直肠内的有害物质不能及时排除，就会对人体产生不良影响。由于这些影响是逐渐产生的，不容易立即引起重视，发现后再治疗时已是积习难返。有些人不把便秘当回事，其实，便秘可以引起早衰、营养不良、肥胖、肠癌及某些精神障碍等病。老年人便秘还会诱发和加重心绞痛、脑出血、肺气肿、痔疮、肛裂等症。

方一　核桃仁蜂蜜治便秘

　　【配方】核桃仁 250 克，蜂蜜 50 毫升，白糖 100 克，植物油 750 毫升。

　　【制用法】将核桃仁放入沸水中浸泡后取出，剥去外衣，洗净沥干。取锅上火，加入植物油烧热，下核桃仁炸酥，然后倒入漏勺内，沥去油，装入盘中。原锅洗净上火，加入蜂蜜熬浓，起锅浇在核桃仁上。当点心食用，酥甜适口。

　　【功效主治】温补肺肾，润肠通便。适用于便秘。

　　【调养验证】用此方治疗便秘者 68 例，其中治愈 51 例，好转 16 例，有效率约为 98.5%。

方二　白术枳实治便秘

　　【配方】白术 30 克，枳实

15 克。

【制用法】将上药水煎 3 次后合并药液，分早、中、晚 3 次口服，每日 1 剂。5 剂为 1 个疗程。

【功效主治】便秘。

【调养验证】用此方治疗便秘患者 144 例，均获治愈，其中，用药 1 个疗程治愈者 101 例，2 个疗程治愈者 33 例，3 个疗程治愈者 5 例，4 个疗程治愈者 5 例。愈后随访 2 年，未见复发。

 紫草治便秘

【配方】紫草 15 克。

【制用法】每日 1 剂。冷水浸泡半小时后，煮沸 2～3 分钟，水煎 2 次。候温饮服。

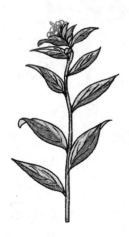

紫 草

【功效主治】凉血活血，清热解毒。主治习惯性便秘。

【调养验证】邓某，男，68岁。患习惯性便秘 10 年，常服麻仁丸、清宁丸等通便药。近年来虽药量日增但效验日减，常因大便秘结而致血压升高。改用本方服药后大便通畅，血压也趋于正常。后隔日 1 剂又服月余。追访 1年，未见复发。

 柴胡槐花治便秘

【配方】柴胡、白芍、郁金各15 克，枳实、草决明、茵陈、虎杖、槐花各 30 克，甘草 6 克。

【制用法】将上药水煎，每日1 剂，分 2～3 次内服。7 天为 1个疗程。

【功效主治】便秘。

【加减】腹胀者，加厚朴、木香；腹痛者，加延胡索；咽干口燥者，加玄参、麦冬。

【调养验证】用此方治疗功能性便秘 68 例，其中显效（排便复常，痛苦症状明显减轻）28 例，有效 36 例，无效 4 例，有效率约为 94.1％。

肝　炎

　　肝为五脏之一，开窍于目，有藏血、疏泄等功能。其肝脏发生炎性病变，就是肝炎。肝炎的病因有病毒、细菌、阿米巴等感染，也可由于毒素、药物、化学品中毒等引起，有急性、慢性之分。症状上共同之处为恶心、食欲差、厌恶油腻、脘腹胀闷、大便时溏时秘、易疲劳、发热、出虚汗、睡眠差、肝区不适或疼痛、隐痛、肝功能异常、肝大、乏力等。传染性肝炎又叫病毒性肝炎，多由肝炎病毒引起。现在已知肝炎至少可有甲、乙、丙、丁、戊等多种。该病预后危险，且极易传播，故确诊后应对患者分床分食进行隔离为好。治疗以中西医结合为佳。

方一　泽兰郁金治肝炎

　　【配方】泽兰、郁金、丹参、桃仁各15克，虎杖、白茅根各20克，栀子、贯众各12克，生大黄9克。

　　【制用法】每日1剂，水煎服。

　　【功效主治】急性病毒性肝炎。

　　【加减】若黄疸重者，加茵陈、金钱草；若食欲缺乏者，加草豆蔻、焦山楂、神曲、麦芽；若恶心者，加藿香、竹茹；若腹胀者，加莱菔子、佛手、厚朴；若肝脾肿大者，加三棱、莪术、鳖甲、牡蛎。

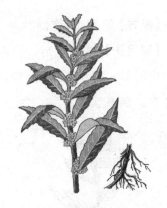

泽　兰

　　【调养验证】用此方治疗急性病毒性肝炎64例，其中临床治愈57例，好转6例，无效1例。治愈时间最短20天，最长35天，平均治愈时间22.5天。黄疸消退者最快9天，最慢20天，平均14天。

蒲公英龙胆草治肝炎

【配方】蒲公英、生地黄各20克，龙胆草、柴胡、黄芪、知母、车前草、当归、茵陈、垂盆草、黄柏、焦山栀各10克。

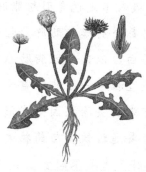

蒲公英

【制用法】每日1剂，水煎服。

【功效主治】清肝泻火，凉血解毒。主治急慢性乙型肝炎。

【加减】舌苔厚腻者，去生地，加石斛；大便干结者，加生大黄、虎杖；腹胀恶心者，加白豆蔻、陈皮；黄疸明显者，加泽兰、生大黄，并加大茵陈的用量；食欲缺乏者，加焦山楂、谷麦芽。

【调养验证】张某，男，38岁。素体强壮，1个月前体检发现丙氨酸氨基转移酶320单位/升，血清总胆红素18毫摩尔/升，乙肝三系化验为大三阳，除了易疲劳一症之外，其余均未见明显异常；用肝利欣、复方益肝灵片治疗1个月，丙氨酸氨基转移酶持续下降。门诊时症见：舌红苔薄黄腻而燥，口干渴，大便干结，面色偏红，胃纳尚佳，脉弦数；用本方治疗，半个月后丙氨酸氨基转移酶稳步下降，1个月后肝功能化验全部正常，服至1个半月后，乙肝三系化验全转阴，临床症状消失而治愈。

 寄生桑葚治肝炎

【配方】寄生、桑葚子、韭菜子各20克，生地黄、熟地黄、鹿衔菜子、甘菊花、腊树子、补骨脂各15克，北五味子、山萸肉、薯蓣、泽泻、茯苓、丹皮各10克，枸杞子30克。

【制用法】研末，制成蜜丸，每丸9克，每日2～3次空腹淡盐水送服。

【功效主治】补肾益肝。主治乙型肝炎。

【调养验证】用本方治疗乙型肝炎106例，用3～5个月，其中治愈64例，好转36例，无效6例，有效率约为94.3%。

脂肪肝

脂肪肝是因脂质在肝内的堆积所致。根据肝细胞内脂滴大小不同，又可分为大泡型脂肪肝和小泡型脂肪肝两大类。造成脂肪肝的原因很多，肥胖是一个重要原因，营养素摄入不足也会引起脂肪肝。酗酒、糖尿病、肝炎患者吃糖过多等原因都会引起脂肪肝。临床许多药物可影响肝内合成运输脂肪的载脂蛋白，以致中性脂肪在肝内聚集形成脂肪肝。脂肪肝是肝脏疾病发展过程中一个非常重要的中间环节，因它是一个可逆的病理过程，首先要去除病因如戒酒、停止接触对肝脏有毒药物等，对糖尿病患者要通过饮食与药物来控制血糖。饮食在脂肪肝治疗中十分重要，肥胖患者要限制食量和糖量，只要体重减轻，便可使肝脂肪消退，逐步恢复正常，多吃水果、蔬菜，不吃或少吃含胆固醇及三酰甘油高的食物，而且要长期坚持，必然有益。本病相当于中医学"积聚"等范畴。

方一 山楂首乌治脂肪肝

【配方】生山楂 30 克，何首乌 30 克，泽泻 30 克，黄精 30 克，丹参 20 克，虎杖 20 克，决明子 20 克，柴胡 10 克，生大黄（后下）3 克，荷叶 15 克。

【制用法】每日 1 剂，水煎服。1 个月为 1 个疗程，治疗 3 个疗程。

【功效主治】泄热祛瘀，消食化积，养肝健脾。主治脂肪肝。

【加减】腹胀明显者，加炒莱菔子；恶心重者，加半夏；右胁疼痛者，加白芍、龙胆草；服药后每天大便超过 3 次者，减少虎杖、何首乌剂量；吐酸水者，加乌贼骨或减生山楂剂量。

【调养验证】用此方治疗患者52 例，其中显效 25 例，有效 23 例，无效 4 例，有效率约为 92.3%。

【配方】党参、黄芪各 30 克，茵陈 35 克，连翘 25 克，苍术、泽泻、丹参、郁金各 20 克，决明子、法半夏、黄芩、黄连各 10 克，大黄 8 克，生甘草 6 克。

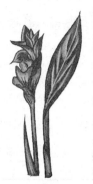

郁金

【制用法】每日 1 剂，水煎，分 2～3 次口服。1 个月为 1 个疗程。

【功效主治】脂肪肝。

【加减】若肝区胀痛者，加延胡索、香附各 10 克；若血脂偏高者，加生山楂、何首乌各 15 克；若丙氨酸氨基转移酶偏高者，茵陈加量至 50 克，加栀子 20 克，垂盆草 15 克；若肝区光点密集，门静脉增宽者，加红花、桃仁各

15 克，莪术 10 克；若大便溏者，去大黄，加炒白术、炒薏苡仁各 15 克。

【宜忌】服中药期间，患者忌饮酒及肥厚之品，停服降脂西药。

【调养验证】经用上药 2～4 个疗程治疗脂肪肝患者 78 例，其中治愈 56 例，显效 12 例，有效 7 例，无效 3 例。

【配方】生山楂、泽泻各 20～30 克，丹参、生何首乌、草决明、黄精、虎杖各 15～20 克，白芍、醋柴胡各 10～15 克。

【制用法】每日 1 剂，水煎，分 2～3 次服。1 个月为 1 个疗程。

【功效主治】脂肪肝。

【加减】若恶心者，加法半夏 10 克；若腹胀者，加炒莱菔子 15 克；若吐酸水者，减山楂剂量，加乌贼骨 20 克。

【调养验证】用此方治疗脂肪肝患者 40 例，经用药 1～4 个疗程后，其中治愈 27 例，显效 10 例，有效 2 例，无效 1 例。

肝硬化

肝硬化是由一种或多种致病因素长期反复损害肝脏，使肝细胞变性坏死、结构破坏、纤维增生为主的慢性全身性疾病。可由慢性肝炎、血吸虫病、慢性营养不良、慢性酒精中毒、慢性胆道疾病等引起。该病起病缓慢，患者早期症状不明显或有上腹胀痛、恶心、呕吐、腹泻、乏力、食欲不振等症状；晚期可出现腹胀明显，并可见面色黧黑、消瘦、腹水、黄疸等症状，严重者可出现出血及肝昏迷现象。

 党参黄芪治肝硬化

【配方】党参15克，黄芪、白术各30克，马鞭草、车前子（包煎）各15克，丹参30克，泽兰、莪术各10克，白茅根、虫笋、腹水草、陈葫芦、地骷髅各30克，炒枳壳10克。

【制用法】每日1剂，水煎服。

【功效主治】健脾益气，祛瘀化癥，利水消肿。主治肝硬化伴腹水。

【加减】腹胀甚、便溏次频者，加生薏苡仁30克，砂仁（后下）6克，厚朴6克；有黄疸者，加茵陈15克，焦山栀10克，赤

芍20克，以祛瘀利胆；肝肾阴虚，舌红少苔者，加枸杞子10克，女贞子15克，阿胶10克，或兼服鳖甲煎丸；肝脾肿大明显而无明显出血情况者，加服大黄䗪虫丸，每次1丸，每日2次；鼻衄、齿衄者，吞服三七粉；蛋白倒置者，加服乌鸡白凤丸。

【调养验证】牛某，男，49岁。有慢性肝炎史10年，腹胀、肢肿、尿少已1个月。症见面色黧黑，颈部红丝赤缕显见，腹膨胀，青筋显露，腹水（＋＋），肝肋下1厘米，剑突下4厘米，脾触诊不满意，腹围90厘米，下肢呈凹陷性水肿。舌淡红，苔黄厚腻，脉

弦。肝功能：丙氨酸氨基转移酶60单位/升，乙肝病毒表面抗原阴性，白蛋白37克/升，球蛋白25克/升。血常规：血红蛋白74克/升，红细胞$2.5×10^{12}$/升，白细胞$45×10^9$/升，血小板$46×10^9$/升。B超检查：肝脾肿大、肝硬化、腹水。证属肝郁脾虚、血瘀水阻。予上方水汤加减治疗，服药170余剂，腹水悉除，腹围78厘米，精神面色好转，肝功能正常。

芒硝牛肉治肝硬化

【配方】芒硝30克，生牛肉150克。

【制用法】文火炖至肉酥烂。饮汤食肉，每周1剂。腹水消失即停药。

【功效主治】泄热、润燥、软坚。主治早期肝硬化腹水。

【宜忌】脾胃虚寒者及孕妇忌服。

【调养验证】周某，男，42岁。患肝硬化初次腹水，腹胀如鼓，二便不利。按上方服用4次，腹水全消，饮食大增。继以健脾丸、济生肾气丸以巩固疗效，每

日早晚各服1丸，月余痊愈。随访5年，现仍健在。

 黄芪马鞭草治肝硬化

【配方】生黄芪50克，党参30克，红花、川芎、赤芍各6克，槟榔、当归尾、莪术、炮山甲、地龙、车前子（包煎）各10克，益母草、茯苓皮、八月札、垂盆草、白花蛇舌草、马鞭草各15克。

【制用法】每日1剂，水煎服。

【功效主治】健脾补气，化瘀利水。主治肝硬化腹水，脾虚气滞型。症见腹胀如鼓、小便不利、腹壁青筋显露、下肢水肿、大便溏黏、脉弦数、舌红嫩、苔薄白。

【加减】苔白腻为湿重于热者，应加苍术12克，生薏苡仁30克；无腹水者，去车前子、茯苓皮，加阿胶30克，天花粉30克，生地黄20克，枸杞子10克；鼻衄、呕血者，加羚羊角片3克。

【调养验证】用此方治疗患者21例，临床治愈7例，显效9例，有效3例，无效2例，有效率约为90.5%。

肺气肿

肺气肿是慢性支气管炎最常见的并发症。由于支气管长期炎症，管腔狭窄、阻碍呼吸，导致肺泡过度充气膨胀、破裂，损害和减退肺功能而形成。常见有两种损害形式，一是先天性，缺少某类蛋白质抑制的分解酵素，从而侵犯肺泡壁而变薄，气压胀大使肺泡破裂，壮年为多；另一种因空气污染，慢性支气管炎发作，肺上端受侵害所致。其罪魁祸首是吸烟。慢性支气管炎、支气管哮喘、矽肺、肺结核均可引起本病。主要症状有咳嗽、多痰、气急、紫绀，持续发展可导致肺源性心脏病。阻塞性肺气肿起病缓慢，主要表现是咳痰、气急、胸闷、呼吸困难，合并感染加重导致呼吸衰竭或心力衰竭。中医认为本病属于咳嗽、喘息、痰饮的范畴。治疗上包括去除病因、控制感染、体育医疗和中医施治、改善呼吸功能和肺部状态。

 方一 红参半夏治肺气肿

【配方】红参、清半夏、冬虫夏草各9克，麦冬、核桃肉各12克，五味子、厚朴各4.5克，炙甘草、炒苏子各3克，杏仁、桂枝各6克，生姜2片。

【制用法】每日1剂，水煎服。

【功效主治】补气敛肺，降气纳气。主治肺气肿。

【加减】肺有瘀血，唇色紫绀者，去厚朴，加莪术9克，黄酒12克；夹外感者，加苏叶9克，陈皮6克。

【调养验证】陈某，男，75岁。患者有支气管哮喘史20多年。现喘烦满，不能平卧，痰多质稀、色白有沫，苔白，脉微细。X线检查示肺气肿。用本方2剂后，喘逆减半，已能平卧。继服5剂，喘平痰少，脉象有力。后调治 10 余天，临床治愈。

 三子药参汤治肺气肿

【配方】苏子 10 克，白芥子 9 克，莱菔子 10 克，山药 60 克，人参 30 克。

【制用法】每日 1 剂，水煎服，日服 2 次。

【功效主治】扶正祛邪，降气化痰。主治痰涎壅盛所致的肺气肿。

【调养验证】用此方治疗肺气肿患者 30 例（均经病史、X 线和肺功能检查后确诊为慢性支气管炎合并肺气肿）。结果临床控制 4 例，显效 17 例，好转 8 例，无效 1 例，有效率约为 96.7％，显效以上为 70％。

 萝卜子粳米粥治肺气肿

【配方】萝卜子 20 克，粳米 50 克。

【制用法】将萝卜子水研，滤过取汁约 100 毫升，与淘洗干净的粳米一同加 400 毫升水，煮成稀粥。日服 2 次，温热食用。

【功效主治】化痰平喘，行气消食。主治肺气肿。

【宜忌】凡体质虚弱者不宜服用，忌与人参等补气药物同服。

【调养验证】用此方治疗患者 18 例，其中显效 8 例，有效 9 例，无效 1 例，有效率为约 94.4％。

 鳖甲阿胶治肺气肿

【配方】鳖甲 26 克，阿胶 15 克，芦根 40 克。

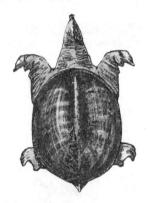

鳖甲

【制用法】水煎内服。每日 1 剂，日服 3 次。

【功效主治】养阴润肺、化痰止咳、平喘。主治肺气肿。

【调养验证】用此方治疗患者 29 例，其中临床治愈 10 例，显效 8 例，有效 9 例，无效 2 例，有效率为约 93.1％。

肺结核

　　肺结核病是结核菌侵入肺部后产生的一种慢性呼吸道传染性疾病。该病早期无明显症状，只有靠定期X线检查，病变进展时有倦怠、潮热、消瘦、咳嗽、咯血等症状。应全天卧床休息。随着症状的消失和体力的逐渐恢复，可以逐步增加活动量。肺结核患者由于肺组织遭受破坏，需要增加一些营养，以弥补疾病消耗，有利于组织的修复，但过分强调营养也无必要。本病相当于中医学"痨瘵"的范畴。

 地榆治肺结核

　　【配方】地榆（干品）3000克。

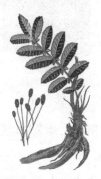

地　榆

　　【制用法】加水适量，煎煮2次，过滤，浓缩至12升。成人每次服30毫升（相当于生药7.5克），每日4次。儿童酌减。咯血停止后，再服2～3天以巩固疗效。

　　【功效主治】凉血止血，清热解毒。主治肺结核咯血。

　　【宜忌】服药时勿同服牛奶、蛋类，以免影响疗效。

　　【调养验证】采用此方治疗肺结核咯血136例，收到显著效果。其中浸润型肺结核104例，播散型肺结核10例，空洞型肺结核13例，其他类型肺结核3例，支气管扩张5例，肺脓疡1例。病程1～6天82例，7～15天36例，15天以上18例；小量咯血（每日100毫升以下）63例，中量咯血（每日400毫升以下）42例，大量咯血31例。本组有23例因使用6-氨基己酸止血无效而改用地榆止血。

服用本方后，有效者达 132 例（约占 97.1%，其中 1～3 天咯血停止者 67 例，4～7 天者 45 例，7 天以上者 20 例），无效者 4 例。

方二 牡蛎夏枯草治肺结核

【配方】牡蛎 30 克，夏枯草、浙贝母、玄参、白及、天冬、北沙参各 15 克，百部 10 克，甘草 6 克。

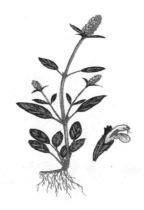

夏枯草

【制用法】每日 1 剂，水煎分 2 次服。40 天为 1 个疗程。并可随症加减。

【功效主治】化痰散结，滋阴生津，润肺止咳。主治肺结核。

【调养验证】用此方治疗 46 例肺结核患者，用药 3～4 个疗程，其中痊愈 26 例（肺部一切正常），显效 16 例（空洞愈合，浸润吸收，尚有少量斑片状阴影），好转 2 例（空洞缩小，浸润部分吸收），无效 2 例。

方三 沙参麦冬治肺结核

【配方】南沙参 500 克，麦冬、北五味子、人中白、百部、白及、胡黄连、大生地、焦白术、生甘草各 240 克。

【制用法】以上各药共研细末，水泛为丸如绿豆大。每日 2 次，每次 4.5 克，3 个月为 1 个疗程。

【功效主治】清肺养阴，润肺止咳。主治肺结核病。

【调养验证】治疗 38 例，临床症状如咳嗽、胸痛、痰中带血、盗汗等均在 20～40 天内消失，29 例血沉在 20～60 天内降至 10 毫米/分钟以内，占血沉增快者的 93.5%，30 例痰菌转阴，占痰菌阳性者的 93%。临床症状消失，痰菌转阴等时间约在 20～60 天，效果较好。3～6 个月 X 线复查结果显示 38 例病灶吸收好转，范围缩小。空洞闭合率较高，时间较短。平均体重增加 3 千克，无明显不良反应。

慢性肾炎

慢性肾炎也称慢性肾小球肾炎。本病多发生于青壮年，是机体对溶血性链球菌感染后发生的变态反应性疾病，病变常常是双侧肾脏弥漫性病变。病情发展较慢，病程在 1 年以上，初起患者可毫无症状，但随病情的发展逐渐出现蛋白尿及血尿，患者疲乏无力、水肿、贫血、抵抗力降低以及高血压等症。晚期患者可出现肾衰竭而致死亡。中医认为本病属"水肿"、"头风"、"虚劳"等范畴，应以健脾助阳为治疗原则。

 黄芪鱼腥草治慢性肾炎

【配方】黄芪 45 克，鱼腥草、白花蛇舌草各 30 克，地龙、益母草、丹参、蝉蜕各 15 克，金银花 20 克，猪肾（猪腰子）1 个。

【制用法】每日 1 剂，水煎服。

【功效主治】补肾健脾，清热解毒，活血化瘀。主治慢性肾炎。症见颜面下肢水肿、气短喘促、神疲乏力、腰部酸痛、食欲不振、少尿、舌质淡暗、苔薄白或微有黄腻。

【调养验证】用此方治疗患者 41 例，其中痊愈 15 例，显效 21 例，好转 3 例，无效 2 例，有效率约为 95.1%。

方二 牛黄肉桂治慢性肾炎

【配方】人工牛黄 0.6 克，肉桂粉 2 克，田七粉 3 克，琥珀粉 4 克。

【制用法】每日 1 剂，分 2 次冲服。

【功效主治】解毒散结，活血祛瘀。主治慢性肾炎。症见血尿、尿蛋白顽固不消，伴头晕、乏力、口苦、口干、水肿、腰痛等。

【调养验证】用此方治疗慢

性肾炎 17 例，其中临床治愈 6 例，疗效显著者 5 例，有效者 5 例，无效 1 例，有效率约为 94.1%。

金樱菟丝子治慢性肾炎

【配方】金樱子、菟丝子、女贞子、枸杞子、车前子（包煎）、丹参各 20 克，党参、蒲公英、赤小豆各 30 克，萆薢 15 克。

【制用法】每日 1 剂，水煎服。若气虚者加黄芪 30～60 克；血虚者加何首乌 30 克，当归 10 克；水肿加泽泻 20～30 克，大腹皮 15 克；阳虚者加熟附子 6～12 克。

【功效主治】补肾益精，健脾固摄，活血化瘀，利水退肿，清热解毒。主治慢性肾炎。

【调养验证】赵某，女，23 岁。患慢性肾炎已 3 年，虽经长期治疗，症状始终不除，时轻时重。诊见患者面色苍白，颜面、双下肢水肿，体虚神疲，腰腿酸软，不耐久立，纳差便溏，时有腹胀，舌淡胖苔白，脉弦细稍滑。尿检蛋白（＋＋＋），白细胞少

许，红细胞（＋），依上方加黄芪、附子、泽泻。调治 3 个月，症状完全消失，多次复查尿常规均正常，嘱继服上方 1 个月，以巩固疗效。患者坚持全天工作 3 年多，未再复发。

地黄小蓟汤治慢性肾炎

【配方】生地黄 10～20 克，北沙参 10～20 克，玄参 10～20 克，墨旱莲 15～30 克，荔枝草 15～30 克，小蓟 15～20 克，黄柏 10 克，白茅根 30～60 克。

【制用法】水煎服，每日 1 剂。

【功效主治】养阴，清热利湿。主治慢性肾炎。

【加减】热毒重者，加白花蛇舌草 15～30 克；咽痛甚者，加蝉蜕 6 克，射干 10 克；腰痛甚者，加川续断 15 克；乏力明显者，加太子参 15 克；挟瘀者，加丹皮 10 克，赤芍 10 克。

【调养验证】用此方加减共治 39 例患者，结果临床治愈 17 例，显效 12 例，有效 8 例，无效 2 例，有效率约为 94.9%。

癫痫

癫痫是以脑功能短暂异常为特征的一组临床综合征,有原发性癫痫和继发性癫痫两类。癫痫的发作大多数具有间歇性、短暂性、刻板性三个特点,以突然昏仆、口吐涎沫、肢体抽搐、移时自醒、反复发作为主要表现。临床上有大发作(羊痫风)、小发作、局限性发作和精神运动性发作四种形式。中医称本病为"痫病",其病机因先天遗传,或大惊卒恐、情志失调、饮食不节,以及继发于脑部疾患,或患他疾之后,使风痰、瘀血等蒙蔽清窍、扰乱神明,其中以痰邪为患最为重要。

 柴胡当归治癫痫

【配方】柴胡、当归各9克,白芍、白术各12克,茯苓15克,甘草6克,生姜5克,薄荷(后下)3克。

【制用法】发作期用水煎服,每日1剂,分4次服(临睡前必须服1次)。病情缓解后改丸剂,坚持服半年至1年。

【功效主治】舒肝解郁,理顺肝气。主治癫痫。

【加减】痰涎壅盛、喉中痰鸣者,加石菖蒲、胆南星、远志;气阴不足者,加红参、天冬。

【调养验证】刘某,经某医院神经科确诊为"头痛性癫痫",每日发作2~3次,每次10多分钟至半小时,经中西医治疗1年多,少效,后以本方加升麻、白芷、川芎治之,服药3剂,发作停止,随访3个月,未见复发。

 地龙全蝎治癫痫

【配方】地龙、全蝎、钩藤(后下)、天麻各6克,青礞石10克,胆南星7.2克,二丑15克,清半夏、桃仁、红花各5克,沉香、生大黄各3克,人工牛黄0.3克,白矾8克。

【制用法】每日 1 剂，水煎服。连服 1～3 个月后改为散剂以巩固疗效。

【功效主治】泻火坠痰，平肝止痉。主治癫痫。

【宜忌】脾胃虚弱、正气不足者慎用；虚实夹杂者药量减半。

【调养验证】用此方治疗癫痫患者 21 例，其中显效 7 例，有效 8 例，无效 6 例，有效率约为 71.4%。

 沉香神曲饼治癫痫

【配方】上沉香、胆南星、海浮石、青藤石、密陀僧各 9 克，神曲 60 克，法半夏 15 克，二丑（生炒）各 22.5 克。

【制用法】将上药共研为细末，对入细白面 500 克，加水适量，和成面块，烙成焦饼（可加少量糖或芝麻）10 个。成人每晨空腹吃 1 个。小儿酌减。

【功效主治】癫痫。

【调养验证】用上药治疗癫痫患者 16 例，其中，痊愈 11 例，无效 3 例，未随访 2 例，最少服 1

剂，最多服 3 剂。16 例中，少数病例服 3～5 个饼后出现恶心、厌食或大便稀的现象，酌减服用量后症状即可消失。

方 四 人参羚羊角治癫痫

【配方】人参 5 克，羚羊角 1 克（均包），柴胡、郁金、钩藤（后下）、天竺黄、半夏、茯苓、白芍、白术各 15 克，丹参、石菖蒲、胆南星、天麻、当归各 10 克。

【制用法】每日 1 剂，水煎取液 300 毫升，分 3 次口服，2 个月为 1 个疗程。

【功效主治】平肝，豁痰，醒脾。主治癫痫。

【加减】惊痫者，加琥珀、全蝎、朱砂；食痫者，加枳壳、焦山楂、川楝子；痰痫者，加胆南星、半夏；风痫者，钩藤加量，加天麻、白僵蚕。

【调养验证】用本方治疗患者 62 例，其中临床治愈 48 例，显效 10 例，有效 3 例，无效 1 例，有效率约为 98.4%。

病毒性心肌炎

病毒性心肌炎是由多种病毒所导致的心肌急性或慢性炎症，多见于儿童及青壮年人，男性多于女性。发病前1～4周常有上呼吸道或肠道感染，临床表现主要为心前区不适、隐痛、心慌、气急、胸闷、汗出、神疲易倦、周身肌肉酸痛及心律不齐等证候。病人常出现持续性的心跳过速，与体温的升高不成比例（通常体温每升高1℃，心率增加10次/分左右），即使退热后或睡眠时，心率仍快；个别病人表现为心跳过缓；重者可出现心功能不全。中医学认为，本病与心血亏损、气滞血瘀、邪热扰心有关。

 清毒养心汤治病毒性心肌炎

【配方】川桂枝6～10克，赤白芍各10～30克，济阿胶（烊化冲服）10克，苦参10～15克，丹参10～15克，玄参10～30克，太子参30～60克，柏子仁10克，酸枣仁10～30克，全瓜蒌10～30克，马齿苋10～30克，山豆根10克，连翘衣10～30克，金银花10～30克，大青叶10～30克，炙甘草20～40克，生龙骨、牡蛎各15～30克（先煎），红枣5枚，生姜5片。

【制用法】每日1剂，水煎3次分3次服，30剂为1个疗程，可连服2～3个疗程。

【功效主治】清热解毒，养心宁神。主治病毒性心肌炎。

【调养验证】刘某，男，22岁。两个月前因洗凉水澡而感冒，继则头昏、心悸。曾经某医院检查，诊为病毒性心肌炎，住院治疗好转出院。现仍感头昏，时而心慌、乏力、低热而就诊。面色少荣，形体稍削，心慌胸闷，口干，夜寐不实，身微畏寒，脉数而促，苔薄白，舌色淡红而质瘦。

体温 37.1℃，无关节痛，心悸、胸闷与情绪改变无关，血压 102/64 毫米汞柱，心尖区闻及Ⅰ级收缩期杂音，第一心音稍弱。查血，白细胞计数 5.4×10⁹/升，中性粒细胞 78%，血沉 11 毫米/小时，心电图示，窦性心律，P-R 间期＞0.12 秒，S-T 段轻度下移，心率 112 次/分。辨证：心阴心气虚损，热毒痰瘀犯心。用此方连服 4 个疗程痊愈，随访 1 年，未见复发。

 金银花治病毒性心肌炎

【配方】金银花 8 克，赤芍 10 克，白芍 10 克，丹皮 12 克。

【制用法】每日 1 剂，水煎服。

【功效主治】病毒性心肌炎。

【调养验证】用此方治病患者 31 例，随访 1 年，其中疗效显著者 12 例，好转者 17 例，无效 2 例，有效率约为 93.5%。

 党参治病毒性心肌炎

【配方】川黄连 3 克，潞党参 25 克，麦冬 14 克，丹参 30 克，北沙参 15～30 克，玄参 9～12 克，五味子 3～5 克，郁金 12 克，降香 5～9 克，瓜蒌皮 9 克，薤白 5～9 克，苦参 10 克。

【制用法】每日 1 剂，水煎服。

【功效主治】益气养阴，豁痰化瘀，清心定悸。主治病毒性心肌炎、胸痹之气阴两虚兼痰浊瘀滞者。症见胸闷心悸心烦，舌尖红、舌下瘀紫、苔黄，脉细数。

【加减】咽痛红者，选加金果榄、射干、板蓝根、金银花、木蝴蝶；低热不退者，加白薇、地骨皮；苔黄腻者，去北沙参、玄参，加竹茹、陈皮；舌红降少津者，加生地、玉竹；舌淡胖者，加生黄芪；脉结代者，加茵陈、山楂。

【调养验证】郑某，女，38 岁。病症为胸闷心悸、失眠，五心烦热三月余，被诊断为"病毒性心肌炎"。住院治疗，好转后出院，半月后诸症又发，遂寻中医求治。按上方连服药 2 月，痊愈。随访 2 年，未见复发。

肥胖症

肥胖症是指由于人体新陈代谢失调而导致脂肪组织过多所造成的病症。一般认为体重超过正常标准的20%为肥胖。脂肪主要沉积于腹部、臀部、乳房、项颈等处。常见于体力劳动较少而进食过多的中年人。肥胖可分为单纯性肥胖和继发性肥胖。单纯性肥胖常常是家族性的，可能与遗传因素有关。继发性肥胖是继发于某些疾病的，例如皮质醇增多症、胰岛素瘤、甲状腺功能低下症、多囊卵巢综合征等。患肥胖症者一般出汗多、善饥多食、腹胀、便秘、心慌、气短、嗜睡、不爱活动、不能平卧，还伴有下肢轻度水肿，女性患者则多伴有月经失调、闭经、不育等病状。

 黄芪党参治肥胖症

【配方】黄芪30克，党参、苍术、丹参、山楂、大黄、荷叶、海藻各15克，白术、柴胡、陈皮、姜黄、泽泻、决明子各10克。

【制用法】上药水煎服，每日1剂，每剂分3次服，三餐前半小时各服1次。1个月为1个疗程。

【功效主治】健脾益气，活血理气，通腑导滞，降浊化饮。主治肥胖症。

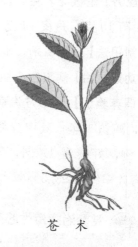

苍 术

【调养验证】朱某，男，39岁。患者嗜睡，喜食肥肉，体重逐年增加。因自觉头昏、乏力、肝区不适、胃胀、大便不成形，1

年前诊断为脂肪肝，服用西药效果不明显。主诉自觉症状未减，舌质暗，苔腻，脉弦缓。身高1.65米，体重83.5千克，血清胆固醇7.1毫摩尔/升，甘油三酯2.55毫摩尔/升。脉症均属本方适应病症，故以本方治疗，服用30剂后，自觉症状消失，体重降至72.8千克，血清胆固醇5.54毫摩尔/升，甘油三酯1.03毫摩尔/升。回医院复查：肝活检证明脂肪消失，一年半后询问无相关并发病发生。

 地黄黑豆治肥胖症

【配方】生地黄、生黄芪、黑小豆各30克，防己、白术、茯苓、漏芦、决明子、荷叶各10克，红参8克，蜈蚣2条，生甘草5克。

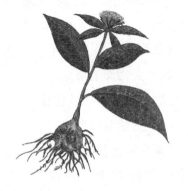

白　术

【制用法】将上药水煎成150毫升，每次50毫升，分3次口服。半个月为1个疗程。1个疗程结束，可续服2～3个疗程，直至体重恢复正常止。

【功效主治】肥胖症。

【调养验证】用此方治疗肥胖症患者58例，经用药1～3个疗程后，其中体重下降2～3千克者10例，4～5千克者36例，6～8千克者12例。治疗过程中，未见不良反应发生。

 柏仁半夏治肥胖症

【配方】柏子仁、炒苍术、茯苓、生黄芪各20克，法半夏、薏苡仁、车前草、大腹皮、泽泻各10克，炙香附、炒白术、麦芽、神曲各15克，夏枯草12克，冬瓜皮、陈皮、甘草各8克。

【制用法】每日1剂，水煎，分2～3次口服。半个月为1个疗程。

【功效主治】肥胖症。

【调养验证】用此方治疗肥胖症患者23例，用药2～3个疗程后，体重下降3～4千克者9例，5～6千克者8例，7～8千克者5例。

中风

中风又称为急性脑血管疾病，是一种非外伤性而又发病较急的脑局部血液供应障碍引起的神经性损害。因其发病急骤，故也称为卒中或脑血管意外。一般分为出血性和缺血性两类。属脑出血、脑血栓形成、脑栓塞等范畴。临床表现为突然昏厥，不省人事，并伴有口眼歪斜、舌强语謇、半身瘫痪、牙关紧闭或目合口张、手撒肢冷、肢体软瘫等。重者可突然摔倒、意识丧失、陷入昏迷、大小便失禁等。中医学认为，脑出血大体属于中脏、中腑范畴。脑血栓、脑栓塞为中经、中络范畴。乃因患者平素气虚血亏，心、肝、肾三脏阴阳失调，或招受外邪，或内伤七情而致病。

 水蛭蜈蚣治中风

【配方】水蛭 15 克，蜈蚣 3 条，白僵蚕 12 克，全蝎 6 克，丹参 24 克，川芎 10 克，山药 15 克，甘草 10 克。

【制用法】每日 1 剂，水煎，分 2 次口服，10 剂为 1 个疗程。

【功效主治】活血化瘀，补益肝肾。主治脑血栓形成。

【调养验证】用此方治疗患者 26 例，平均治疗 45 天，痊愈 16 例，显效 5 例，进步 4 例，无效 1

例，有效率约为 96.2%。

 地龙葛根治中风

【配方】地龙 25～40 克，葛根 30～50 克，红花（后入）15～20克。

【制用法】每日 1 剂，水煎，分早晚 2 次空腹温服。

【功效主治】祛风化痰，行瘀通络。主治脑血栓形成。

【调养验证】用此方加减共治 86 例，治愈 44 例，约占 51.2%；显效 26 例，约占 30.2%；好转

10 例，约占 11.6％；无效 6 例，约占 7.0％；有效率约为 93.0％。治愈时间 20～80 天，平均 54 天。服药剂数 10～40 剂，平均 28 剂。

 方三　石菖蒲远志治中风

【配方】石菖蒲、炙远志各 6～10 克，郁金、天竺黄各 10～12 克，制半夏、茯苓各 10～20 克，胆南星、泽泻各 10～30 克，生石决明 20～30 克，怀牛膝 10～15 克。

【制用法】每日 1 剂，水煎，分 2 次服，病情危重者每隔 6 小时服 1 次。

【功效主治】开窍导痰。主治中风急症（脑出血、脑梗死、蛛网膜下腔出血、脑血栓形成）。

【加减】若脑出血严重者，加参三七、花蕊石、犀角（水牛角代）；抽搐者，加全蝎、钩藤；血压高者，加生牡蛎、夏枯草；寒痰者，用生南星、生半夏；热痰者，用胆南星、鲜竹沥；大便秘结者，加生大黄、玄明粉或番泻叶。

【调养验证】用此方治疗患者 25 例，其中治愈 11 例，显效 8 例，好转 3 例，无效 3 例，有效率为 88％。

 方四　二蛇黄芪汤治中风

【配方】乌梢蛇、白花蛇各 15 克，鸡血藤、黄芪各 30 克，当归、白芍、川芎、红花、桃仁各 12 克，丹参 25 克，桂枝、山楂、甘草各 10 克。

【制用法】将上药水煎 3 次后合并药液，分 2 次温服，每日 1 剂，15 剂为 1 个疗程。

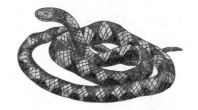

白花蛇

【功效主治】中风后偏瘫。

【调养验证】用本方治疗中风后偏瘫患者 75 例，其中痊愈 56 例，显效 10 例，有效 5 例，无效 4 例。痊愈者中服药最少者 25 剂，最多者 50 剂，平均 36 剂。

类风湿关节炎

类风湿关节炎又称风湿样关节炎。是一种病因未明、以关节滑膜炎为特征的慢性全身性免疫性疾病。寒冷、潮湿、感染、外伤、营养不良、精神刺激等可能为本病的诱发因素。临床表现：多起病缓慢，可有疲倦、低热等前驱症状，随之四肢小关节游走性疼痛、僵硬，以后累及腕、肘、膝、踝、肩等大关节，呈对称性多关节炎。关节常呈梭形肿大，有运动痛和僵硬感，晨起为甚，反复发作与缓解，后期出现关节强硬、畸形，邻近肌肉萎缩。少数患者在腕、踝等关节隆突部有橡皮样硬度的皮下小结。亦可有淋巴结、脾脏肿大，角膜炎、巩膜炎、周围神经病变、胸膜炎、心包炎等。特殊类型有强直性脊柱炎，病变主要累及脊椎使之强直、畸形，小关节极少受累。其他尚有干燥综合征、弗耳提综合征等类型。本病属于中医学中的"痹证"范畴。

 黄芪白术治类风湿关节炎

【配方】生黄芪 15～30 克，白术、桂枝、制川乌、防己各 15 克，桑枝 30 克，白芍、当归、莪术各 12 克，炙甘草 10 克。

【制用法】将上药水煎，分 2 次服，每日 1 剂，连服 3 个月后，隔日服 1 剂，再服 3 个月。此后，以本方制成丸药，继续服 6 个月，以巩固疗效。全疗程为 1 年。

【功效主治】类风湿关节炎。

【加减】若属热胜型，加生石膏、土茯苓各 30 克；若属寒胜型，桂枝可用至 20 克，加用细辛 3～6 克；若气血亏虚者，再加用党参 15～30 克，首乌 15 克。

【调养验证】用此方治疗类风湿关节炎患者 45 例，缓解（关节肿痛消失，功能基本恢复，血沉、黏蛋白恢复正常）11 例，显效 15 例，好转 16 例，无效 3 例，远期疗效（2 年后）随访 21 例，其中缓解 10 例，显效 9 例，无效 2 例。

 桂枝川乌治类风湿关节炎

【配方】桂枝、制川乌（先煎）、当归、乌梢蛇各 10 克，淫羊藿、熟地黄各 15 克，鹿衔草 30 克，甘草 5 克。

【制用法】每日 1 剂，水煎，分 2 次服。避风寒。

【功效主治】祛风散寒除湿。主治类风湿关节炎。症见肢体关节、肌肉疼痛，关节屈伸不利，痛处不红不热，常有冷感，得热则痛稍缓，或疼痛呈游走性，或疼如刀割针扎，或酸痛，关节肿胀，舌质淡，苔白或白腻，脉弦紧或濡缓或浮缓。

【加减】若风盛者，加寻骨风、钻地风各 20 克；湿盛者，加苍术、白术各 10 克，生薏苡仁、炒薏苡仁各 15 克；寒盛者，加制草乌（先煎）、熟附片各 10 克；刺痛者，加蟅虫 10 克，参三七 3 克（研冲）、延胡索 15 克；痛剧者，加炙全蝎 3 克（研冲）。

【调养验证】用此方治疗类风湿关节炎患者 39 例，经过 3～6 个月的治疗，基本痊愈 17 例，显效 10 例，有效 9 例，无效 3 例，有效率约为 92.3％。

 乳香川乌治类风湿关节炎

【配方】乳香、制没药各 12 克，制川乌 15 克，地龙、蟅虫各 20 克，桃仁、蜈蚣各 10 克，青风藤、薏苡仁、生地黄各 30 克。

【制用法】水煎服，每日 1 剂。3 个月为 1 个疗程。

【功效主治】化瘀通络，利湿除痹。主治类风湿关节炎。

【加减】湿热阻络型，加防己、苍术各 10 克，萆薢、连翘各 20 克，忍冬藤 30 克；寒热错杂型，加桂枝 10 克，白芍 15 克，知母 12 克，生黄芪 30 克，附片 20 片；肝肾亏损型，加川续断、桑寄生、狗脊、附片各 15 克，骨碎补 10 克，白芍 12 克。

【调养验证】用此方治疗患者 67 例，结果治愈 24 例，显效 27 例，好转 13 例，无效 3 例，有效率为约 95.5％。

外科疾病验方

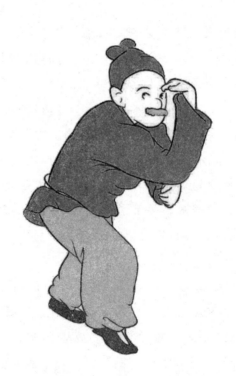

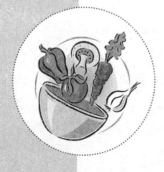

本章看点 ▼

● 烧烫伤 ● 冻 伤 ● 破伤风
● 疔 疮 ● 痔 疮 ● 肛 裂
● 血栓性静脉炎
● 血栓闭塞性脉管炎

烧烫伤

烧烫伤亦称灼伤，是指高温（包括火焰、蒸汽、热水或热固体）、强酸、强碱、电流、化学物质、射线等作用于人体，导致皮肤损伤。轻者以红、肿、热、痛或皮肤起水疱为主要临床表现；重者可深在肌肉、骨骼，严重的并发休克、感染等全身变化。按损伤深浅分为三度。Ⅰ度烧伤主要表现为皮肤红肿、疼痛；Ⅱ度、Ⅲ度烧伤主要表现为皮肤焦黑、干痂似皮革，无疼痛感和水泡，常常产生感染、脱水、休克、血压下降的表现。本病属中医学"火烧伤"、"汤火伤"、"火疮"等范畴。

方一 乳香冰片治烧烫伤

【配方】乳香、没药各20克，冰片1克，生蜂蜜150毫升。

【制用法】将乳香、没药、冰片研成细末加入蜂蜜中，调成糊状即可。对烧烫伤有水疱者，将水疱刺破一小孔排完水（孔不宜大，以防感染），之后，将受伤部位涂此药膏即可。每日1次。

【功效主治】Ⅰ度、Ⅱ度烧烫伤。

【宜忌】冰片的用量不宜过多，因其刺激性强，过量易引起患部疼痛。

【调养验证】用上药治疗Ⅰ度、Ⅱ度烧烫伤患者40多例，一般5～10天可愈，稍重者2周内痊愈。本方对于Ⅲ度烧烫伤的治疗，效果尚不理想。

方二 苍术治烧烫伤

【配方】苍术、白芝麻油各适量。

【制用法】将苍术研成细末，加白芝麻油调成稀糊状。用经酒精消毒的鸡翅毛将药糊薄薄地涂抹于烧伤、烫伤部位。每日1～2次，直至伤口愈合。第2次涂药时，对脱痂或干燥处稍多涂一些。

【功效主治】烧烫伤。

【宜忌】涂药后不必包扎，让其暴露，但要避免搔抓。饮食以易消化食物为宜，忌油腻、煎炒食物。对已合并感染者，可服清热解毒中药辅助治疗。

【调养验证】采用此方治疗烧、烫伤50例，效果良好。轻者3～4天可结痂，7～10天脱痂愈合，重症者疗程稍长。

 乌梅黄芩治烧烫伤

【配方】乌梅、儿茶、黄芩各250克，五味子、五倍子各125克，冰片25克，尼泊金适量。

【制用法】将上药装入纱布袋内（除冰片、尼泊金外），置锅内煮煎。每次加水25000毫升，煎2小时得液10000毫升；第2次加水10000毫升，煎2小时得液5000毫升；第3次加水5000毫升，煎2小时得液2500毫升。3次共得液17500毫升，浓缩成12500毫升。过滤后加入冰片，再加入尼泊金适量装瓶备用。用时，

涂擦烧伤部位。

【功效主治】烧烫伤。

【调养验证】用上药观察治疗烧伤患者40例，经涂药后，渗出液很快减少，一般在24小时左右干燥结痂。Ⅱ度创面1周左右痊愈；深Ⅱ度创面2周左右愈合，最长者3周治愈。无一例出现并发感染。

 虎杖黄柏治烧烫伤

【配方】虎杖、黄柏各15克，地榆、榆树皮内层各20克。

【制用法】粉碎混匀，按每1克药粉加入95％酒精2毫升的比例浸泡1周，加压过滤后再加入等量95％酒精，1周后同样过滤，混匀后装入灭菌瓶中备用。清创后以医用喷雾器将药液喷洒于创面，每日喷3～9次。

【功效主治】凉血止血，解毒敛疮。主治烧烫伤。

【调养验证】用此方治疗烧烫伤患者240例，其中有效230例，无效10例，有效率约为95.8％。

冻 伤

冻伤是人体受低温侵袭后发生的损伤。临床上，分为冻疮、局部冻伤和全身冻伤（又称冻僵）三种。虽然三种冻伤在表现上不尽相同，但都是因为感受邪气、耗伤阴气，以致气血运行不畅、气血瘀滞而成。

 桂枝肉桂治冻疮

【配方】桂枝、肉桂、当归各12克，防风、白芷、八角茴香、小茴香各10克，荆介、羌活、独活、川芎、丁香各8克，樟脑、红花各5克。

【制用法】将上药研细末，浸泡于400毫升的高度白酒中，密封瓶口，3天后即可使用，用时将药液摇匀，用棉签蘸药液涂于冻疮处。

【功效主治】温经散寒，活血通络，除湿止痛痒。主治Ⅰ度（红斑性冻伤）、Ⅱ度（水疱性冻伤）冻疮。

【宜忌】此方对孕妇及Ⅲ度冻疮破溃者慎用。

【调养验证】用此方治疗冻疮179例，均涂搽1次即止痛痒。其中涂搽1次冻疮消失者118例；涂搽2次冻疮消失者22例；涂搽3次冻疮消失者25例；涂搽3次以上冻疮未消但不再发展者14例。

 胡椒朝天椒治冻伤

【配方】胡椒、黄柏粉各15克，朝天椒、葱白、茄根、茄茎、茄叶粉各10克，生姜片20克。

【制用法】将上药浸于75％酒精（或白酒）500毫升中，浸泡15天后方可对患部进行外搽。搽时超过冻疮边缘1厘米，每日涂搽4～5次（禁入眼、口、鼻、耳内），每晚睡前涂搽尤为重要。

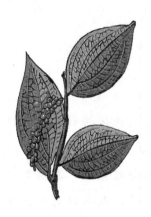

胡 椒

【功效主治】温通消散，燥湿止痒，消炎抗菌，敛疮生肌。主治Ⅰ度、Ⅱ度冻疮未破溃者。

【调养验证】陈某，女，45岁。自述每年冬季手背、手指、足趾、面颊、耳郭均发生冻疮，痒痛较甚。查患者面颊局部皮肤呈圆形紫红色水肿红斑，手背、手指、足趾皲裂、肿胀。用此方外搽，15天痊愈。第二年冬初，嘱患者在曾经发生冻疮部位外搽该药，整个冬季未发生冻疮。

 牛脂樟脑治冻伤

【配方】牛脂30克，樟脑、甘油各10克，香料适量。

【制用法】将牛脂容器内加温至溶化时，即放入樟脑、甘油、香料，搅拌待冷凝为膏备用。用时轻症冻伤可直接用药膏涂抹，冻疮欲溃者用时可微温使药膏待溶后蘸之搽患处。

【功效主治】散寒化瘀。主治Ⅰ度、Ⅱ度冻伤及皲裂。

【宜忌】Ⅲ度冻伤破溃者忌用。

【调养验证】用此方治疗患者108例，治愈103例，有效率约为95.4%。用此方预防冻伤，效果则更好。

 当归芍药汤治冻伤

【配方】当归、赤芍各12克，红花、细辛各9克，防风、荆芥、桂枝、艾叶、甘草各10克，乳香15克，白矾、生姜各30克。

【制用法】加水煮沸，取液趁温外洗。头面部，以毛巾蘸药液洗；手足部，用药液浸泡患处。每日1剂分2次洗，每次20分钟，下次用前将药液加热后再用。

【功效主治】活血化瘀，助阳通脉。主治冻伤。

【调养验证】用此方治疗冻伤87例，均获治愈，轻者一般治疗2～3天，重者5～7天即可治愈。

破伤风

　　破伤风是一种由破伤风杆菌经伤口侵入肌体而引起的急性特异性感染疾病。本病是风毒自创口而入，袭于肌腠筋脉，内传脏腑，筋脉拘挛，产生大量外毒素而作用于中枢神经系统。其症发前一般表现为乏力、多汗、头痛、嚼肌酸胀、烦躁，或伤口有紧张牵拉感觉；多是由头面开始，扩展到肌体和四肢，临床表现为牙关紧闭、语言不清、张口困难、颈项强直、面呈苦笑、角弓反张、屈肘、半握拳、屈膝等。如稍有异物刺激，皆能引起全身性、阵发性肌肉痉挛和抽搐，以致营卫失和肌腠经脉，筋脉肌肉痉挛，有的还会出现发热、头痛、畏寒等症状。严重者可因身体衰竭、窒息或并发肺炎而危及生命。

 蝉蜕蜈蚣散治破伤风

　　【配方】蝉蜕 20 克，蜈蚣、全蝎、白僵蚕各 12 克，辰砂、胆南星、天竺黄各 6 克，巴比妥片 10 克。

　　【制用法】将上药合研为细末，每次服 6 克，小儿 0.7～3 克，每日 2～3 次。

　　【功效主治】宣通经络，驱风镇痉解毒。主治破伤风。

　　【调养验证】蒋某，男，12 岁。患儿于某年 11 月间被拖拉机撞伤左手虎口，当时未加处理，每天生活如往。至当年 12 月 1 日突然感觉面部肌肉酸痛，继而出现苦笑面容，肌肉痉挛抽搐，日十余次。言语不清，饮食咀嚼乏力，但仍能吞咽，经中西医会诊，诊断为破伤风。给予"蝉蜕蜈蚣散" 6 克，牛黄 0.3 克，当日分 3 次服用。次日再诊，见肌肉痉挛抽搐减轻，连服 2 天，抽搐更少。因牛黄价昂，遂去此味，单用

"蝉蜕蜈蚣散"。仍每日6克，3次分服，连服7天而愈。

 蝉蜕全蝎汤治破伤风

【配方】蝉蜕15克，全蝎、防风、胆南星、白僵蚕各10克，蜈蚣6条。

【制用法】将上药水煎至400毫升，每日2次，每次200毫升，保留灌肠，连用5～7天。配合西医综合疗法。

【功效主治】祛风通络，镇痉定惊。主治破伤风。

【加减】热盛者加黄连、黄芩；风盛者加羚羊角粉、钩藤；痰盛者加竹茹、竹沥；便秘者加大黄、枳实。

【调养验证】此方保留灌肠为主，配合西医综合治疗破伤风29例，效果明显好于单纯西医治疗。

 青龙白虎汤治破伤风

【配方】青龙草2棵，白虎草2棵，生姜3片，葱根3个，大枣3枚，蝉蜕7个，黄酒6.5毫升。

【制用法】每日1剂，水煎服。

【功效主治】温阳通络，透疹止痉。主治破伤风。

【调养验证】用此方治疗破伤风12例，其中治愈11例，有效率约为91.7%。

 蝉蜕散治破伤风

【配方】蝉蜕500克。

【制用法】蝉蜕去头、足，焙干，研末。成人每日2次，每次45～60克，加黄酒90～120毫升，调成稀糊状，口服或经胃管注入。新生儿用蝉蜕末5～6克，黄酒10～15毫升，加稀粥调成稀糊，日分1～2次喂服。儿童用量按成人剂量酌减。在治疗过程中，蝉蜕用量可随痉挛症状缓解而递减。

【功效主治】控制破伤风痉挛发作。主治破伤风。

【调养验证】采用本方治疗破伤风8例，无一例使用破伤风抗毒血清，仅配合支持疗法及抗生素等中西医综合治疗措施。上述8例，在服蝉蜕粉3～4次后症状明显减轻。服药7天治愈者2例，8天治愈者2例，其余4例，分别在服药10天、12天、16天、17天痉愈，治愈率100%。随访8例，无一例复发。

疔 疮

疔疮是一种由金黄色葡萄球菌所引发的疾病。该病发病迅速，身体各部都可发生，尤以颜面和手足多见。临床表现为，疔肿发展迅速，疮形如果，坚硬如钉，常伴有发热、恶寒等全身症状。本病多因外感疫毒、内蕴内毒、毒疫积于皮肤、使气血凝滞而发病。

方一 二黄栀子膏治疔疮

【配方】川黄连 15 克，大黄 20 克，生栀子 10 克，凡士林适量。

【制用法】先将前 3 味药研为极细末，高温消毒，用凡士林调成软膏状，装瓶备用。用时将药膏涂于纱布上，外贴患处，每日换药 1 次。

【功效主治】疔疮。

【调养验证】用此方治疗疮患者 48 例，均在用药 3～5 天内治愈。

方二 三花败毒汤治疔疮

【配方】金银花 30 克，菊花 12 克，槐花 6 克，黄芩 9 克，赤芍 9 克，连翘 12 克，紫花地丁 9 克，板蓝根 30 克，丹皮 9 克，甘草 6 克。

【制用法】每日 1 剂，水煎服。

【功效主治】清热凉血解毒。用治疔疮（局部化脓性感染）。

【调养验证】用此方治疗患者 52 例，经 3～7 剂治疗，结果痊愈 48 例，好转 3 例，无效 1 例，有效率约为 98.1％。

方三 疔疮二虫散治疔疮

【配方】苍耳虫 100 条，青蒿虫 100 条，百草霜 6 克，梅片 1 克。

【制用法】将前 2 种虫捣烂，和入百草霜，放在石灰鬈中，吸去水分，使之干燥后研细，再加入梅片研匀。置膏药中贴患处，或敷患处用纱布覆盖，橡皮膏固定。

【功效主治】止痛消散，拔毒提脓。用治疗疮初起、肿痛较剧，或疗毒走黄、肿势散漫者。

【调养验证】用此方治疗 7 例，均获治愈，一般只需 3～5 天。

 乌梅轻粉治疗疮

【配方】建乌梅 2 份，轻粉 1 份。

【制用法】将建乌梅肉火煅存性，研为细粉。轻粉放在研钵内，研至极细末（以不见光亮为度），再入乌梅粉同研至极细末，装瓶备用。用时，以水调为糊状，敷于疮面（厚薄适中），用膏药（药店出售的黑膏药即可）或用消毒纱布敷料盖之，每日换药 1 次，候其逐渐变小干枯脱落，疮面痊愈为止。

【功效主治】疗疮。

【调养验证】用此方治疗疗疮患者 25 例，均获痊愈。其中翻花疗疮 5 例，面部疗毒 6 例，蛇头疗 4 例，无名肿毒 3 例，胬肉突

出 7 例。治愈时间最短为 8 天，最长 14 天。

 三黄蜂房散治疗疮

【配方】黄柏、黄连、黄芩各 2 克，野蜂房 1 个。

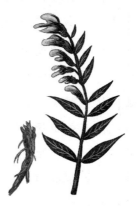

黄 芩

【制用法】将前 3 味研末，将野蜂房烧存性（烧至外皮黑褐色，里面黄褐色为度，不可烧成灰烬）。研末，与三黄末混匀调茶油敷患处。若敷上药不干脱，则不必换药。

【功效主治】疗疮。

【调养验证】用此方治疗疗疮患者（其发病部位均在面部）60 例，一般在敷药后 2 天内出脓，至第 3 天即可结痂痊愈。在使用本方期间，未配合任何药物治疗，均治愈。

痔　疮

痔疮又称痔，是肛门直肠下端和肛管皮下的静脉丛发生扩张所形成的一个或多个柔软的静脉团的一种慢性疾病。这种静脉团俗称痔核。按其生成部位不同分为内痔、外痔、混合痔三种，中医一般通称为痔疮。多因湿热内积、久坐久立、饮食辛辣，或临产用力、大便秘结等导致浊气瘀血流注肛门而患病。内痔的临床特征以便血为主；外痔则以坠胀疼痛、有异物感为主症。在患痔的过程中，皆因大便燥结，擦破痔核，或用力排便，或负重逆气，使血液壅住肛门，引起便血或血栓。痔核经常出血，血液日渐亏损，可以导致血虚。如因痔核黏膜破损，感染湿热毒邪，则局部可发生肿痛。痔核日渐增大，堵塞肛门，在排便时可脱于肛外。患痔日久者，因年老体弱，肛门松弛，气虚不能升提，痔核尤易脱出，且不易自行回复，需用手将其推回。有时也会因不能缩回而发炎肿胀和发紫，引起肛门部剧痛。

 方一　冰片樟脑熏洗治痔疮

【配方】冰片、樟脑各2克。

【制用法】将上药放入尿罐或痰盂内，冲入适量沸水（约大半容器），患者趁热坐于容器上，每次约30分钟，每日2～3次。

【功效主治】清热散火，消肿止痛，防腐止痒。主治痔疮。

【加减】凡痔疮伴出血者，口服龙眼肉包鸦胆子，每次5粒，每日3次。

【调养验证】冯某，男，50岁。5天前肛门肿痛难忍，大便带血，不能平卧，曾用西药消炎镇痛未效。检查发现肛门齿状线内3点处和线外7点处各有蚕豆大紫黑色肿物一枚，表面有出血

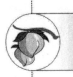

点，触痛明显，有反复发作史，诊断为痔疮。用上法熏治，每日3次，同时内服龙眼肉包鸦胆子5粒。第3天肿势渐消，疼痛缓解，出血停止，痔核渐回缩，7天后基本恢复正常。随访4年无复发。

 槐花生地汤治痔疮

【配方】槐花、海蛤壳各30克，旱莲草、生地黄各15克，浙贝母12克，黄柏、丹皮、枳壳各10克，当归尾6克。

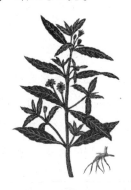

旱莲草

【制用法】每日1剂，文火水煎，分2次温服。

【功效主治】清热凉血，化痔解毒。主治痔疮，症见湿毒下注，阴伤血热妄行所引起的肠风下血或便后出血，或便前出血，或粪中夹血、血色鲜红者。

【加减】肠中燥热，大便秘结者，除海蛤壳、浙贝母，加大黄15克，决明子30克，火麻仁30克；内痔出血甚者，加仙鹤草20克，侧柏叶10克；肛周脓肿、肿痛明显者及穿刺有脓者，除生地黄、旱莲草，加蒲公英30克，桃仁10克，穿山甲6克；年老体弱者，除黄柏，加生黄芪30克，红山楂肉30克。

【调养验证】汪某，女，57岁。患者就诊前两天便后发现肛门缘长出一肿块，疼痛难忍，行走受限，自用痔疮膏外敷不见好转，舌红，苔黄，脉弦，肛检见3点处可见有2厘米×2厘米，大小椭圆形肿块，表面紫色，质硬，触痛明显，诊断为血栓性外痔。辨证为湿热下注，灼伤脉络，血溢脉外皮下，治以此方煎汤口服，外敷自制消痔四黄膏。嘱其每日便后用双黄鱼马倍汤熏洗，经治5天，肛门肿痛已基本缓解，行走自如。肛检，痔表皮已皱缩，血栓吸收。再嘱其服药3天，同时每日便后继续熏洗、外敷。病愈。

肛　裂

　　肛裂是一种肛管齿线以下皮肤全层皲裂的疾患。此病多发于肛管后方正中线上。由于肛管解剖上的特点，此处皮肤在排便时因肛管扩张极易受创伤而造成全层撕裂。若齿线邻近发生慢性炎症，因纤维化而失去弹性更易受损。撕裂创面常因继发感染而形成溃疡，创面较平硬，灰白色，溃疡下端呈一袋状皮赘，酷似外痔，俗称"哨兵痔"。且伴有后肛门疼痛的特征。患者因惧怕疼痛不敢排便，使粪便在肠腔积存过久，变干变硬，下次排便时疼痛更加剧烈，如此形成恶性循环，甚至深感极为痛苦，严重影响工作和学习。

 没药艾叶治肛裂

　　【配方】乳香、没药、红花、桃仁、丝瓜络、艾叶、椿根皮各15克。

　　【制用法】将上药稍加粉碎后，用纱布包住，放脸盆内，加水半脸盆浸泡后，煎煮半小时，趁热熏洗，不烫手时将臀部浸泡于药水内坐浴，每次半小时（冬天在坐浴过程中加沸水保温），每日早、晚各1次（包括排大便后的1次）。每剂药可用1～5天。

　　【功效主治】活血化瘀，通络止痛。主治肛裂。

　　【调养验证】用此方共治疗85例，治愈83例，约占97.6%，好转2例，约占2.4%。平均治疗天数为5天，最长10天，最短3天。

 白芨蜂蜜治肛裂

　　【配方】白芨150克，蜂蜜40毫升。

　　【制用法】将白芨入锅，加水适量，煮沸至汁稠，除去白芨，用文火将药汁浓缩至糊状，离火，与煮沸的蜂蜜混合均匀，冷后入瓶制成白及膏。便后涂患处，敷料固定，每日1次。

【功效主治】肛裂。

【调养验证】采用此方治肛裂16例，治愈10例，好转4例，无效2例，有效率为87.5％。

 方三 乳香没药膏治肛裂

【配方】乳香、没药各20克，丹参10克，冰片5克，蜂蜜30毫升。

【制用法】将前4味药研为极细粉末，用75％乙醇适量，浸泡5天左右后，加入蜂蜜调匀，即行煎熬加工成膏状，然后贮于消毒玻璃瓶备用。用时，先嘱患者排尽大便，以1：5000高锰酸钾溶液坐浴10分钟左右，再用过氧化氢溶液清洗裂口创面，并以干棉签吸干泡沫，将药膏适量敷于创面，然后覆盖无菌纱布，用胶布固定。每日换药1次，直至裂口愈合。

【功效主治】肛裂。

【调养验证】用上药治疗肛裂患者32例，患者敷药后全部停止便血，大多数患者3～4天便血停止，最长的止血时间为6天，最短的为2天。止痛效果：敷药后

有23例患者在3～5天疼痛消失，最长止痛时间为6天，平均止痛时间为4.5天。裂口愈合效果：经治疗后，除1例因伴有较大哨兵痔创面未愈合外，其余病例裂口全部愈合。一般愈合时间为7天左右，最长的为10天，最短的为4天。

 方四 生地槐花汤治肛裂

【配方】生地黄、白芍各30克，槐花、汉防己、甘草各15克，大黄、延胡索各10克。

【制用法】每日1剂，水煎，分2次服。

【功效主治】清热凉血，活血止痛。主治肛裂。

【宜忌】禁食辛辣等助火之品，禁烟酒。

【加减】出血重者，加仙鹤草30克，茜草根10克；疼痛剧烈者，加田七末（冲服）3～5克；嗜酒者，加葛根花10克或葛根15克；气虚者，加黄芪15克，白术15克。

【调养验证】用此方共治疗肛裂607例，治愈469例，好转138例，有效率为100％。

血栓性静脉炎

血栓性静脉炎是浅表静脉的一种急性非化脓性炎症，并伴有继发性管腔内血栓形成的静脉疾病，即伴有静脉壁炎症的静脉闭塞症。浅部静脉的血栓性静脉炎多发生于大小隐静脉，常见症状为局部疼痛，沿静脉走行方向皮肤发红。并可摸到索条状物，且有压痛。患肢一般无水肿，也无全身症状。下肢深部静脉血栓形成：患者常有轻度发热，小腿肌肉疼痛，甚至有抽搐，压迫小腿肌肉或腘窝部可引起程度不同的压痛，足背和踝部常有水肿。血栓性静脉炎属于中医学"脉痹"、"晋脉"范畴，其病机主要为瘀血阻络，治疗宜活血化瘀、通络止痛。

方一 茵陈汤治血栓性静脉炎

【配方】茵陈 30 克，赤小豆、苦参各 12 克，炒薏苡仁 24 克，炒苍术、泽泻、防己、炒黄柏、木通、佩兰、白豆蔻各 9 克，生甘草 3 克。

【制用法】每日 1 剂，水煎服。

【功效主治】清热利湿，芳香化浊。主治血栓性静脉炎。

【调养验证】江某，女，42岁。患者左腿肿胀、疼痛、发热、卧床不起已半月之久。经过治疗而未见效。左下肢自膝关节肿至足背，较健肢粗 5.5 厘米，小腿肚紧韧，压痛明显，皮肤灼热，其色深红，沉重，纳呆食少，口干不欲饮，舌苔白腻，脉象滑数，小便短赤。诊断为血栓性静脉炎。治宜清热利湿、芳香化浊，佐以活血通络。拟用"茵陈赤小豆汤"。服药 6 剂，发热顿减，小便增多，腿肿略减。后又连进 12 剂，肿胀疼痛大减，饮食增进，舌苔悉退。但小腿肚仍紧韧发硬，压痛明显。再以原方加牛膝 12 克，炒地龙 12 克，赤芍 15 克，忍冬藤 30 克，继服。共治疗 2 月余，症状消失，行动自如而痊愈。

方二 乳香治血栓性静脉炎

【配方】乳香、没药、山慈姑、姜黄各 15 克，当归 12 克。

【制用法】将上药共研细末，醋调外敷，每晚 1 次。

【功效主治】通经止痛，活血软坚。主治胸腹壁血栓性浅静脉炎。

【调养验证】林某，男，45 岁。自述无明显诱因感腹壁不适，触摸有索条状硬物，压痛，伸屈活动时疼痛加剧。诊断为腹壁血栓性浅静脉炎。用此方调敷，每晚 1 次，1 周后索条变软，疼痛减轻，4 周后诸症悉除。

方三 益母草治血栓性静脉炎

【配方】益母草 60～100 克，紫草、赤芍、丹皮各 15 克，紫花地丁、生甘草各 30 克。

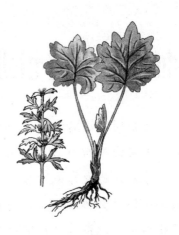

益母草

【制用法】每日 1 剂，水煎服。同时外敷大黄糊剂：用生大黄粉 500 克，玉枢丹（即紫金锭）10 克，面粉等量，以温水、稀醋调匀如糊，涂敷患肢。包裹，隔日换药 1 次，一般外敷 3～5 次。

【功效主治】清络泄热，凉血化瘀。主治急性血栓性深静脉炎。

【宜忌】治疗期间患肢平放，不宜抬高。里热或肢体肿痛未缓解者不宜过早套用弹力袜，不宜过早应用益气助阳药、温性活血药和血管扩张药。肿退或放松软后可逐步进行功能锻炼。

【调养验证】用此方治疗患者 60 例，其中治愈 49 例，有效 11 例，有效率为 100%。

血栓闭塞性脉管炎

血栓闭塞性脉管炎是一种慢性进行性动静脉同时受累的血管疾病。主要侵犯四肢血管，尤以下肢多见。多与寒冷、潮湿、吸烟、外伤等外因刺激有关。内因可与神经调节功能紊乱及免疫因素有关。致使肢体中小动脉痉挛，血栓形成，动脉闭塞，局部缺血缺氧，以致肢端坏死，指（趾）节脱落。本病属于中医学"脱疽"范畴，多由于脾运不健、肝肾不足、寒湿侵袭、凝滞脉络所致。

方一 银花治血栓闭塞性脉管炎

【配方】金银花 30 克，玄参、当归、丹参各 20 克，红花、蒲公英、紫花地丁各 10 克，制乳香、制没药各 7.5 克，生甘草 5 克。

【制用法】每日 1 剂，用水 800 毫升煎至 500 毫升，分 2 次口服。

【功效主治】清热解毒，活血止痛。主治血栓闭塞性脉管炎。证见肢端怕冷、麻木，间歇性跛行，静止性疼痛，肌肉萎缩，肢端苍白或暗红、溃疡或坏疽，舌暗红或有瘀斑，脉沉弦或细涩。

【加减】若热盛伤阴者，加麦冬、石斛；偏于血瘀者，加赤芍、丹皮、桃仁；创面愈合阶段，正气虚者，加黄芪、党参。

【调养验证】牛某，男，45岁。一年来右足大趾、次趾麻木，怕冷，无汗，走路多时下肢疼痛，经诊断为脉管炎，证见患肢皮色苍白、皮温凉等，共服上方 24 剂痊愈。

方二 芍药治血栓闭塞性脉管炎

【配方】赤芍、鸡血藤、丹参各 30 克，炮附子、当归、牛膝各 15 克，干姜 6 克，地龙 12 克，炙甘草 6 克，蜈蚣（研冲）1 条。

【制用法】每日 1 剂，水煎

服。炮附子先煎1个小时。

【功效主治】温经散寒，活血化瘀。主治血栓闭塞性脉管炎。

【调养验证】用此方治疗21例，其中治愈10例，好转9例，无效2例，有效率约为90.5%。

 黄芪治血栓闭塞性脉管炎

【配方】炙黄芪、当归、鸡血藤各30克，桂枝、红花、川芎、白芍、川牛膝、炙乳香、炙没药各10克，炙甘草6克。

【制用法】水煎服，二煎合而为一，分2次口服。倒入脸盆再煎，趁热外洗患肢，每日外洗2～3次，每次不少于20分钟。每60剂为1个疗程。1个疗程结束后用水蛭三七粉（1:1比例）口服巩固疗效，每次3克，每日2次。

【功效主治】益气、温阳、散寒，活血化瘀，通脉止痛。主治血栓闭塞性脉管炎初、中期。

【加减】肢凉明显者，加制附子（先煎）10克，细辛6克；下肢酸胀沉重者，加木瓜20克，薏苡仁30克；患肢局部有紫红色斑点，压久退色者，加丹参30克，

丹皮10克，赤芍15克。

【宜忌】患者应绝对禁烟，肢体保暖，避免外伤。可适当活动肢体，在床上做患肢抬高45°、下垂、水平位交替活动，每项不少于2分钟，以促进患肢血脉流畅。

【调养验证】用此方治疗血栓闭塞性脉管炎60例，其中痊愈43例，显效10例，有效4例，无效3例，有效率为95%。

 当归治血栓闭塞性脉管炎

【配方】当归、赤芍、白芍各15克，川牛膝12克，红花、炮甲珠、木香各10克，丹参、鸡血藤、甘草各3克。

【制用法】每日1剂，水煎服。

【功效主治】凉血活血，舒筋通络。主治血栓闭塞性脉管炎。

【调养验证】用此方治疗356例中，近期临床治愈249例，显效73例，好转24例，无效10例，有效率约为97.2%。随访2～6年60例，优（无复发，肢体血循环正常）47例，良8例，差4例，截肢1例，优良率约为91.7%。

妇产科疾病验方

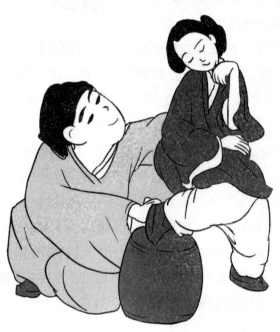

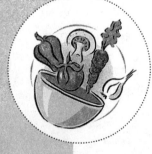

本章看点 ▼

- 痛　经
- 习惯性流产
- 子宫脱垂
- 胎位不正
- 围绝经期综合征
- 女阴瘙痒症

- 闭　经
- 不孕症
- 子宫肌瘤
- 附件炎
- 阴道炎
- 妊娠呕吐

- 倒　经
- 输卵管阻塞
- 子宫颈炎
- 盆腔炎
- 月经不调

痛　经

　　凡在经期前后或在行经期间发生腹痛或其他不适，以致影响生活和工作者称为痛经。痛经又分为原发性痛经和继发性痛经。原发性痛经指生殖器官无明显器质性病变的月经疼痛，又称功能性痛经，常发生在月经初潮或初潮后不久，多见于未婚或未孕妇女，往往经生育后痛经缓解或消失；继发性痛经指生殖器官有器质性病变如子宫内膜异位症、盆腔炎和子宫黏膜下肌瘤等引起的月经疼痛。

 丹参芍药汤治痛经

　　【配方】丹参、赤芍、乌药、香附、五灵脂、山楂、延胡索、木香、三棱、莪术各10克，吴茱萸3克，肉桂5克。

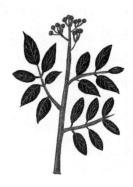

吴茱萸

　　【制用法】每日1剂，水煎，分2次服。

　　【功效主治】蜕膜样痛经，证属寒凝胞宫、瘀阻不通，不通则痛。

　　【调养验证】洪某，女，20岁，未婚。自15岁月经初潮起，每次行经小腹部呈持续性剧痛，甚则肢冷汗出，泛恶呕吐，小腹腰背凉感，喜按喜暖，经期准，经量多，色紫有血块或如烂肉样片状物排出（曾作病理切片诊断为大片内膜组织），血块排出后痛减，血量亦渐减少，舌红有紫气，脉细弦。现月经将临，治当温经通络、活血化瘀。脱膜散加味主之，服上药7剂后月经来潮，量较前减少，腹痛明显好转未呕吐。以后每于经前服上方，连续3个月经周期，痛经告愈。

当归白芍治痛经

【配方】当归 20 克，白芍 30 克，赤芍、五灵脂、延胡索、香附、荔枝核、怀牛膝、川芎各 12 克，吴茱萸、肉桂、泽兰、红花、甘草各 8 克。

【制用法】将上药水煎，每日 1 剂。每次于月经前 5 天开始用药，服至月经来潮时停服。连续服 2～3 个月经周期。

【功效主治】痛经。

【调养验证】用本方治疗痛经患者 140 例，其中治愈 135 例，显效 4 例，无效 1 例。

 当归泽兰治痛经

【配方】全当归、川续断、杜仲、泽兰各 15 克，酒炒延胡索、柏子仁、香附、赤芍各 12 克，红花、桃仁、牛膝各 6 克，生甘草 5 克。

【制用法】将上药水煎 3 次后合并药液，分早、中、晚 3 次温服（黄酒少量为引）。每日 1 剂。正值月经期，连服 3～5 剂为 1 个疗程。

【功效主治】痛经。

【加减】若月经先期疼痛者，加栀子、丹皮、枳壳各 10 克；若月经后期疼痛者，加乌药、小茴香、鸡血藤各 10 克；若疼痛先后不定者，加白芍 30 克，柴胡 10 克，田七 5 克；若月经量多者，加阿胶（烊化）15 克，地榆炭、茜草各 10 克。

【调养验证】用此方治疗痛经患者 180 例，经服药 1～3 个疗程后，其中治愈 169 例，好转 8 例，无效 3 例，有效率约为 98.3％。

 荞麦根治痛经

【配方】全荞麦根 50 克（鲜品用 70 克）。

【制用法】于月经来潮前日 1 剂水煎服，连服 2 日。2 个月经周期为 1 个疗程。

【功效主治】痛经。

【调养验证】用此方治疗痛经 30 例，近期治愈 19 例，好转 9 例，无效 2 例，有效率约为 93.3％。对有效者随访 6～12 个月，复发者 3 例。

闭　经

　　凡年龄超过 18 岁而未行经者，称为原发性闭经；月经初潮之后，正常绝经之前的任何时期，月经 3 个月不来潮者，称为继发性闭经。而妊娠期、哺乳期不在此例，此乃生理现象。病理性闭经又可分为假性闭经和真性闭经，假性闭经像处女膜、阴道、宫颈等有先天性粘连或闭锁，致使月经不能流出，形成假性闭经。真性闭经的原因很复杂，像全身性疾病——结核病、第二性征发育不良等。尚有子宫性闭经、卵巢性闭经、垂体性闭经、下丘脑性闭经等。所以在诊治闭经时须周密考虑，仔细检查，对症下药，方不致误病。

方一　通经汤治闭经

　　【配方】当归 15 克，益母草 25 克，黄芪 12 克，香附 9 克。

　　【制用法】每日 1 剂，水煎服。

　　【功效主治】继发性闭经。

　　【加减】气血两虚者，加党参、阿胶；气滞血瘀者，加枳壳、川芎；寒湿凝滞者，加附子、茯苓、白术。

　　【调养验证】治疗继发性闭经 52 例，结果临床治愈（月经来潮，行经正常）41 例，显效 8 例，无

效 3 例，有效率约为 94.2%。

方二　闭经疏养汤治闭经

　　【配方】潞党参 30 克，炒白术 10 克，白茯苓 10 克，甘草 30 克，当归 30 克，杭白芍 30 克，川芎 6 克，熟地黄 30 克，漏芦 10 克，鬼箭羽 10 克，路路通 10 克，炮山甲 6 克，全蝎 2 克（研分 3 次冲服），蜈蚣 1 克，䗪虫 6 克，水蛭 6 克，茺蔚子 10 克，醋香附 10 克，茜草根 15 克。

　　【制用法】隔日 1 剂，水煎 3 次，日分 3 次服。90 剂为 1 个疗

程。亦可制丸服。

【功效主治】益气养血，通络行瘀。治疗功能性闭经。

【调养验证】王某，女，26岁。经停1年，经治未潮。患者从17岁初潮，始至不规则，逐渐如期而至，但未孕。1年前，因感冒咳嗽、咽痛、鼻衄、鼻齆，月经当期而未潮。两个月后，经3次尿妊娠试验均阴性。又两月，乃经某妇产科诊断性刮宫及子宫内膜活检，提示卵巢可排卵，宫腔大小形态正常。又以黄体酮、己烯雌酚注射口服试验为阳性，疑似丘脑下部或卵巢性闭经，并用中西药治疗，仍无月经来潮。现唯时感腰腿酸重、头昏、少寐、乏力。脉涩，苔薄白，舌淡红。诊为继发性闭经（功能性）。辨证：气血两虚，胞宫瘀滞。上方每隔日1剂，连服80余剂，又以本方制丸1料以善后。经近1年的治疗，月经已来潮，并趋正常。

方三 柴胡山楂汤治闭经

【配方】柴胡、木香各10克，北山楂30克，红糖2茶匙为引。

【制用法】每日1剂，水煎服。连服3～5天。

【功效主治】妇女闭经。

【调养验证】用此方治疗30例闭经患者，治愈26例，好转2例，无效2例。

方四 绿豆猪肝治闭经

【配方】绿豆150克，猪肝200克。

【制用法】先将绿豆煮熟后，加入新鲜猪肝（洗净剁碎），煮沸约5分钟后食用。分3次口服，每日1剂，至治愈为止。

【功效主治】闭经。

【调养验证】用此方治疗闭经患者32例，均连服3～5剂，月经来潮。

倒　经

妇女在行经前后 1～2 天内，出现周期性的吐血或鼻衄，名为经行吐衄。多数兼有月经量少或无月经，故又名"逆经"，属"代偿性月经"之一。

 旱莲草白茅根治倒经

【配方】旱莲草 12 克，怀牛膝、焦山栀、淡子芩、焦楂炭、丹参各 9 克，柴胡 3 克，鲜生地黄 24 克，炒当归、炒赤芍各 6 克，白茅根 15 克。

【制用法】每日 1 剂，水煎，分 2 次服。

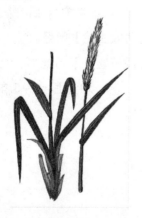

白茅根

【功效主治】倒经。症见素有头晕、腰酸带下、闭经、性情急躁、易生气、舌苔薄黄、脉弦数。具有清肝泄热、引血下行之功。适用于肾虚肝热气逆、迫血妄行。

【调养验证】用此方治疗倒经患者 30 例，经用药 1～2 剂后，均获得治愈。

 鲜生地珍珠母治倒经

【配方】鲜生地、珍珠母（先煎）各 30 克，丹皮炭 12 克，焦山栀、荆芥炭、黄芩各 6 克，牛膝炭 15 克，生甘草 3 克。

【制用法】将上药水煎，早晚各服 1 次。于周期性吐衄前服完 5 剂。每日服 1 剂。如无效果，可于下个月周期性吐衄前再服 5 剂。

例，有效 21 例，无效 14 例，有效率约为 92.9％。

方四 当归珍珠母治倒经

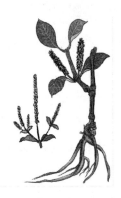

牛　膝

【功效主治】倒经。

【调养验证】用此方治疗倒经患者 13 例，未婚 9 例，已婚 4 例，年龄均在 35 岁以内。13 例中，服药 5 剂治愈者 4 例，10 剂治愈者 3 例，15～20 剂治愈者 4 例，无效 2 例。

方三 当归党参汤治倒经

【配方】炒荆炭、生石膏（先煎）、炒子芩、当归、党参各 10 克，紫丹参、山栀、白茅花各 6 克，橘络、丹皮、白芍、牛膝各 5 克。

【制用法】每日 1 剂，水煎，分 2 次服。

【功效主治】代偿性月经（倒经）。

【调养验证】用此方治疗 198 例，结果痊愈 127 例，显效 36

【配方】全当归、代赭石（先煎）、珍珠母（先煎）各 20 克，生地黄、玄参、黄芪、川牛膝、茜草、赤芍、香附、白茅根、益母草各 15 克，黄芩、川黄连、红花、生甘草各 6 克。

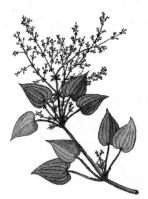

茜　草

【制用法】在月经来潮前 7 天开始服药，每日 1 剂，水煎服。一般服药 2 个周期即可见效。

【功效主治】倒经。

【调养验证】用此方治疗倒经患者 60 例，其中治愈者 58 例，无效者 2 例。服药 1 个周期痊愈者 25 例，服药 2 个周期痊愈者 30 例，服药 3 个周期痊愈者 3 例。

习惯性流产

习惯性流产，中医称滑胎，又叫堕胎、小产，是指连续 3 次以上的自然流产者。多因气虚、肾虚、血热、外伤等以致屡孕屡堕。

 方 一　杜仲黄芪汤治习惯性流产

【配方】杜仲、桑寄生、菟丝子、覆盆子、川续断、党参、炙黄芪各 15 克，杭白芍、阿胶（烊化）、陈皮各 12 克，生甘草 6 克。

【制用法】每日 1 剂，水煎，分 2～3 次口服。于上次流产期前 1 周开始服用，服至度过流产危险期止。

【功效主治】习惯性流产。

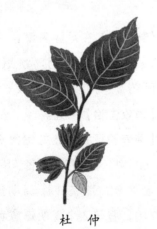

杜 仲

【加减】若失眠者，加龙骨（先煎）、炒酸枣仁、远志各 10 克；若食欲减退者，加砂仁（后下）6 克，鸡内金 3 克；若呕吐较重者，加姜半夏、竹茹、紫苏叶各 6 克；若大便秘结者，加白术、制首乌、肉苁蓉各 10 克。

【调养验证】用此方治疗习惯性流产患者 80 例，其中正常分娩者 78 例，自然流产者 2 例。

方 二　补肾安胎汤治习惯性流产

【配方】炙黄芪、益智仁各 15 克，炒杜仲、补骨脂、菟丝子各 12 克，续断、狗脊各 20 克，阿胶（烊化）10 克，黑艾叶 9 克。

【制用法】每日 1 剂，水煎服，连服 7～10 剂。自觉症状改善后，改为每周服药 2 剂，至妊娠 6 个月后停药。

【功效主治】流产。

【调养验证】治疗流产 30 例，均足月顺产。

 补肾调冲法治习惯性流产

【配方】党参、枸杞子各 15 克，熟地黄、鹿角霜、菟丝子、巴戟天各 20 克，续断、杜仲各 10 克。

【制用法】每日 1 剂，水煎服。

【功效主治】习惯性流产。

【调养验证】治疗习惯性流产 103 例，治愈（足月分娩，婴儿健壮，智力发育良好）102 例，约占 99%，无效（妊娠 4 个月自然流产）1 例，约占 0.97%。

 自拟安胎饮治习惯性流产

【配方】苎麻根、芡实米、杜仲、续断、当归、熟地黄、白芍各 10 克。

【制用法】每日 1 剂，水煎，分 2～3 次内服。3 个月为 1 个疗程。

【功效主治】习惯性流产。

【加减】气血两虚者，加人参、黄芪；阴虚火旺者，加生地黄、百合、石斛、地骨皮；痰湿内蕴者，加白术、砂仁、蔻仁、陈皮、大腹皮；肾阳虚者，加菟丝子、桑寄生、阿胶。

【宜忌】严禁房事。

【调养验证】应用自拟安胎饮治疗习惯性流产 21 例，保胎成功 19 例。

 助阳安胎法治习惯性流产

【配方】药用鹿角片、巴戟天、淫羊藿、山萸肉、杜仲各 10 克，党参、熟地黄各 12 克，炙黄芪、山药各 15 克。

【制用法】水煎服。于流产后未见成孕或孕后未见阴道出血者，均每月服药 15 剂左右，服至上次流产的孕月后递减；如有阴道出血，先用止血药，血止后再服此方。

【功效主治】习惯性流产。

【调养验证】治疗习惯性流产 54 例（均流产 3～5 次），治愈 48 例，无效 6 例，治愈率约为 88.9%。

不孕症

在未避孕的情况下，夫妇同居 1～3 年而未怀孕者称为不孕症。上述期间从未怀孕者称为原发性不孕症，曾有妊娠史而又连续 3 年未孕者称为继发性不孕症。女性不孕症的原因有：排卵功能障碍、宫腔粘连、子宫内膜异位、子宫肌腺病、输卵管炎和免疫性不孕等。

 方一 补中益气汤治不孕症

【配方】黄芪、党参、白术、茯苓、当归、枸杞、菟丝子各 15 克，乌药、陈皮各 10 克，甘草、升麻各 6 克。

【制用法】每日 1 剂，水煎服。

【功效主治】滋补肝肾，益气生阳。主治不孕症。

【加减】经期腹泻者，去当归，加莲肉、炒砂仁、炒扁豆；单相体温者，加巴戟天、紫石英；经期长者，去当归，加海螵蛸、仙鹤草、旱莲草炭等。

【调养验证】用本方加减治疗继发性不孕症 32 例。治疗 2 个月内受孕者 20 例，3 个月内受孕者 6 例，半年内受孕者 2 例，治疗半年未受孕者 4 例。

方二 温肾种子汤治不孕症

【配方】艾叶 12 克，香附 9 克，当归 9 克，川芎 9 克，熟地黄 15 克，吴茱萸 9 克，赤芍 15 克，川断 12 克，肉桂 6 克，黄芪 15 克，狗脊 12 克，桑寄生 15 克，乌药 9 克，小茴香 4 克。

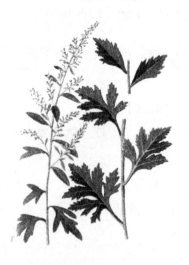

艾 叶

【制用法】每日 1 剂，水煎，早晚各温服 1 次。

【功效主治】益肾暖宫，温经散寒。婚后不孕。月经后期，量少色淡、面色晦暗、精神委靡、性欲淡漠、腹痛腿软、小腹冷痛、手足欠温、小便清长、大便不实、舌淡而苔白水滑、脉沉细或沉迟。

【调养验证】李某，30 岁。结婚 8 年未孕，月经初潮 17 岁，周期 50～60 天，量少、色淡红或暗红，持续 2～3 天。小腹隐痛，腰膝酸痛、形寒肢冷、食纳欠佳、精神疲乏、小便清长、情欲淡薄、脉象细弱，舌质淡红、舌苔白薄。综上脉证，乃脾肾阳虚、气血不足、胞寒不孕。治以补益脾肾、温润添精。诊刮病理报告：月经期子宫内膜腺体分泌不良。输卵管通气术：通畅。爱人精液检查：属正常范围。妇检：外阴阴道正常，宫颈光滑，子宫前位，核桃大小，活动质地均正常，双侧附件无异常。处方：熟地黄 15 克，白芍 12 克，川芎 6 克，当归 9 克，黄芪 15 克，党参 9 克，枸杞 9 克，川断

9 克，巴戟天 9 克，香附 9 克，艾叶 9 克，川椒 4 克，小茴香 4 克，服 5 剂。二诊：服药后精神好转，食欲增加，遂以上方为基础，酌情增添鹿角霜、肉桂、吴茱萸、紫河车等提高黄体水平、改善腺体分泌不良之药。连服 5 月余，月经对月，周期 30 天左右，量亦增多，诸症悉愈。10 月顺产一男婴。

 大熟地蛇床子治不孕症

【配方】大熟地、杭白芍、女贞子、阳起石、紫石英（先煎）、桑寄生各 15 克，全当归、鹿角霜、淫羊藿各 10 克，蛇床子 3 克。

【制用法】每日 1 剂，水煎服。

【功效主治】不孕症。

【加减】若气虚者，加党参、黄芪；痰湿者，加半夏、陈皮；气滞者，加香附、逍遥丸；血瘀者，加穿山甲、皂角刺。

【调养验证】临床疗效 34 例中，结果疗效较好。

输卵管阻塞

女性生殖系统的输卵管因炎症等原因造成管道不通、排卵不能等，中医属不孕症范畴，表现有不孕、经痛、乳胀等。治宜畅通气机、化瘀通胞。

方一 小茴香当归治输卵管阻塞

【配方】小茴香、五灵脂、川芎、香附、艾叶各 10 克，当归、赤芍各 12 克，肉桂 3 克，没药 5 克。

【制用法】每日 1 剂，水煎服。经期停服。

【功效主治】活血化瘀，通经活络。主治输卵管阻塞。

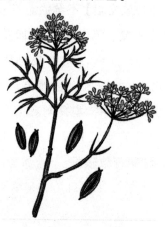

小茴香

【加减】若输卵管积水者，加茯苓皮、大腹皮、木通；粘连闭锁者，加三棱、莪术、王不留行；附件炎症，有压痛者，加地丁、蒲公英、川楝子。

【调养验证】用此方治疗 50 例，治愈 43 例，服药 30～90 剂。随访已妊娠生育者 22 例。

方二 大黄桃仁治输卵管阻塞

【配方】大黄 10 克，桃仁、陈皮、细辛、斑蝥、红花各 3 克。

【制用法】将上药共研为细面，醋为丸如梧桐子大，每次月经第 1 天开始服用，2 天分 4 次将药服完。每 1 个月经周期为 1 个疗程（服药后有时患者有呕吐和腹泻，一般无须处理）。

【功效主治】输卵管不通。

【调养验证】张某，女，32岁，结婚5年而不孕，平素体健，无任何疾病发现。男方检查一切正常。其本人检查为输卵管不通。患者服用"通输卵管方"3个疗程，而自然怀孕。

 通管汤治输卵管阻塞

【配方】赤芍、川芎、三棱、莪术、制乳香、制没药、桃仁、昆布、海藻、夏枯草、炮山甲、皂角刺各9克，丹参30克，益母草、路路通各15克。

【制用法】每日1剂，水煎服，连服2个月为1个疗程。

【功效主治】凉血活血，软坚化结。主治输卵管阻塞性不孕症。

【加减】气虚者，加党参、黄芪；肝郁气滞者，加柴胡、青皮、陈皮；寒凝者，加附子、肉桂、乌药、小茴香；输卵管积水者，加猪苓、茯苓皮、泽兰、薏苡仁；有附件炎者，加败酱草、红藤、蒲公英、紫花地丁；结核性者，加百部、十大功劳叶；小腹痛重，加延胡索、生蒲黄、炒灵脂。

【调养验证】服此方1～3个疗程后，痊愈（已妊娠或子宫输卵管造影或通液证实通畅者）92例（其中妊娠22例），有效（输卵管通而欠畅）5例，无效11例，有效率约为89.8%。

 输管汤治输卵管阻塞

【配方】制首乌、菟丝子、全当归、益母草、台党参、炒枳壳、怀牛膝各15克，赤芍、白芍、淫羊藿、王不留行各10克，炙黄芪、紫石英（先煎）各30克，广郁金12克。

【制用法】每日1剂，水煎2次，早晚分服。

【功效主治】双侧输卵管闭塞、双侧附件炎。症见月经先后不定期，经血量少，其色淡红，血中有块，其数不多，经期稍有腹痛，平素腰酸乏力，胸闷叹息，纳差神疲，舌淡苔少，脉细略滑。

【宜忌】宜用于脾肾双亏、气虚血热，兼有郁滞之输卵管闭塞者。

【调养验证】治疗输卵管阻塞63例，治疗9个月后，妊娠者45例，约占71.4%。

子宫脱垂

子宫脱垂是指子宫位置低于正常，轻者子宫颈仍在阴道内，重者子宫全部脱出阴道外的病症，主要原因是支托子宫的韧带、肌肉、筋膜松弛所致。产时宫口未开全而过早用力、产伤未及时修补、产后过早参加重劳动、老年性组织萎缩和长期腹腔压力增加（如慢性咳嗽等），都能引起子宫脱垂。

中医认为本病发生主要是由于中气不足或肾气亏损、冲任不固、带脉失约所致。如《妇人良方大全》云："妇人阴挺下脱，或因胞络伤损，或因子脏寒虚冷，或因分娩用力所致。"此外，慢性咳嗽、便秘、年老体衰等，也易发生此症。

临床根据子宫脱垂程度，分为三度。第Ⅰ度：子宫颈下垂到坐骨棘水平以下，但不超越阴道口。第Ⅱ度：子宫及部分子宫体脱出于阴道口外。第Ⅲ度：整个子宫体脱出于阴道口外。

方一 党参黄芪治子宫脱垂

【配方】党参 30 克，黄芪 30 克，山药 30 克，白术 12 克，茯苓 12 克，枣皮 12 克，阿胶（烊化）12 克，熟地黄 15 克，枸杞 15 克，杜仲 15 克，龟胶 15 克，当归 10 克，柴胡 5 克，升麻 6 克，炙甘草 6 克。

【制用法】每日 1 剂，水煎，每日 2 次。

【功效主治】健脾补肾，益气升阳，养血滋阴。主治子宫脱垂。

【宜忌】服药后膝胸卧位 15 分钟，卧床休息 2 小时。不宜久坐久立，禁做下蹲活动和重体力劳动。

【调养验证】钟某，女，25 岁。半年前因产后过早房事、操劳家务而患子宫脱垂，曾服中药补中益气丸治疗无效，证见面色萎黄、头晕目眩、小腹坠胀、腰膝酸软、少气懒言、全身乏力、纳差，舌质淡、边有齿痕，脉沉细无力。妇检：Ⅲ度子宫脱垂。证属脾肾亏虚、中气下陷、带脉失约、冲任不固、无力系胞。治宜健脾补肾、益气升阳，佐以养血滋阴。用此方6剂后，诸症缓解，再续6剂，子宫复位。

 升麻鸡蛋治子宫脱垂

【配方】升麻4克研细末，鸡蛋1个钻小孔将药粉放入蛋内搅匀。

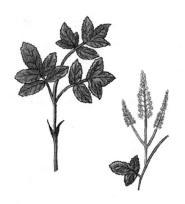

升　麻

【制用法】封口蒸熟，早晚各服1个，10天为1个疗程，疗程间隔2天。

【功效主治】子宫脱垂。

【宜忌】服药期间忌重体力劳动及房事。

【调养验证】治疗子宫脱垂120例（其中Ⅰ度脱垂63例，Ⅱ度51例，Ⅲ度6例），经3个疗程，治愈104例，显效12例，无效4例。

 山螺壳治子宫脱垂

【配方】山螺壳烧成炭3～6克，野葛、土牛膝、鱼腥草各9～15克。

【制用法】每日1剂，水煎，早晚分服。

【功效主治】子宫脱垂。

【调养验证】治疗子宫脱垂5例，全部有效。轻者用药5～10天，重者15～20天。

方四 白前山药治子宫脱垂

【配方】白前、土牛膝、山药、毛木香、桔梗、沙参、天花粉各30克，铁菱角60克，山茄、土大黄各15克。

【制用法】每日1剂，水煎服，连服至治愈。

【功效主治】子宫脱垂。

【调养验证】用此方治疗子宫脱垂41例，治愈38例。

子宫肌瘤

子宫肌瘤是妇女常见肿瘤，大多数为良性，极少恶变。主要临床表现为月经过多过频、经期延长、白带多等。本病属中医学"崩漏"、"癥瘕"、"肠覃"范畴。

方一 桂枝茯苓丸治子宫肌瘤

【配方】桂枝、茯苓、桃仁、丹皮、赤芍、鳖甲、卷柏、祈艾、青皮、续断、黄芪各10克，生牡蛎30克，黄柏6克。

【制用法】共研细末，炼蜜为丸，每丸重10克。每日3次，每服1丸，连服至病愈。

【功效主治】子宫肌瘤。

【调养验证】治疗子宫肌瘤60例，痊愈43例，显效11例，有效4例，控制2例。

方二 党参白术汤治子宫肌瘤

【配方】党参30克，白术24克，茯苓15克，甘草9克，莪术60克，三棱30克，牛膝15克。

【制用法】每日1剂，水煎服。

【功效主治】益气健脾，祛瘀通络。主治子宫肌瘤。

【调养验证】用此方共治疗观察13例子宫肌瘤患者（均经妇产科检查确诊者），年龄在32～55岁之间，服药最多者为125剂，服药最少者为20剂，平均服药58.4剂。其中各种症状消失，达到临床治愈者10例，好转者1例，复发者1例，无效者1例。

方三 桂枝乳香治子宫肌瘤

【配方】桂枝12克，桃仁12克，赤芍12克，海藻12克，牡蛎12克，鳖甲12克，茯苓18克，丹皮18克，当归尾18克，红花75克，乳香60克，没药60克，三棱60克，莪术60克。

【制用法】共研为细末，以蜜为丸。每丸重 9 克，每日服 2～3 次，每次服 1～2 丸。

【功效主治】子宫肌瘤。

【调养验证】徐某，女，41 岁。阴道出血淋漓不止，小腹坠痛。经某医院检查后诊断为子宫肌瘤，其子宫大如 2 个月妊娠。投用上药，嘱其每次 1 丸，日服 3 次。持续用药 1 年，月经恢复正常，其子宫肌瘤已摸不到。

 海藻生牡蛎治子宫肌瘤

【配方】海藻 12 克，昆布 12 克，海浮石（先煎）12 克，生牡蛎（先煎）30 克，山慈姑 12 克，夏枯草 15 克。

【制用法】将海浮石、生牡蛎打碎，先煎。每日 1 剂，水煎，早晚各服 1 次。20 天为 1 个疗程。需治疗 3～6 个疗程。

【功效主治】月经失调，经量增多。主治子宫肌瘤。

【加减】若腰腹痛者，加蒲黄、炒五灵脂、延胡索；气血虚弱严重，属中度贫血者，加党参、黄芪、阿胶（烊化）；经血过多

者，加三七粉（冲服）、花蕊石、升麻。

【调养验证】石某，女，46 岁。患子宫肌瘤 3 年，月经先期 10 多天，行经 10 天多，血量多，经期腰腹痛甚，平时白带量多，每次来月经需用止血药方能止住，经血多时则不能上班。妇科检查：子宫如 7 周妊娠大小，外形不规则、质硬、未曾治疗过，末次月经 5 月 6 日。经服此方药 20 剂，月经于 6 月 4 日按时而下，行经 5 天，血量明显减少，未用止血药月经自止，其症状消失。继续服药 3 个疗程巩固疗效。妇科检查：子宫稍大、质硬、外形规则。

方 五 消瘤汤治子宫肌瘤

【配方】炮山甲 15 克，三棱、莪术各 12 克，丹皮、桃仁、茯苓、赤芍各 10 克。

【制用法】每日 1 剂，水煎服。

【功效主治】子宫肌瘤。

【调养验证】治疗子宫肌瘤 40 例，治愈 6 例，显效 12 例，有效 7 例，无效 15 例。

子宫颈炎

子宫颈炎是指妇女子宫颈发生的炎症性病变，可分为急慢性两种。急性子宫颈炎较为少见，但不及时治疗，就可能转变成慢性子宫颈炎。主要症状是患者子宫颈部红肿、疼痛、宫颈糜烂、宫颈肥大、子宫颈息肉、宫颈腺体囊肿、子宫颈管炎等。

方一 枯矾冰片治子宫颈炎

【配方】枯矾、儿茶、五倍子、白芨、硇砂、冰片。

【制用法】上药碾粉，每5天上药1次，5次为1个疗程，经期停用。

【功效主治】解毒消肿，祛腐生肌。主治子宫颈糜烂、白带多、有接触性出血。

【调养验证】用此方治疗宫颈糜烂69例，有效率为84.5%。

方二 野牡丹叶治子宫颈炎

【配方】取多花野牡丹干叶2000克，加水过叶，煮沸30分钟，二煎仍加水过叶煮沸1个小时，两煎混合浓缩成1000毫升，即成200%煎剂，分装备用。

【制用法】先用窥器扩张阴道，用消毒干棉球拭净宫颈黏液，再将浸透药液的棉球贴于宫颈糜烂面，每日1次。

【功效主治】慢性宫颈炎（宫颈糜烂）。

【调养验证】治疗慢性宫颈炎（宫颈糜烂）300例，经3~12次治疗，痊愈298例，好转2例，有效率为100%。

方三 红藤生地治慢性子宫颈炎

【配方】红藤、生地、乌梅、石榴皮各30克，蒲公英、忍冬藤、生地榆各20克。

【制用法】水煎至200~300毫升，徐徐灌注阴道20~30分钟，每日1~2次，5次1个疗程。

【功效主治】慢性子宫颈炎

（宫颈糜烂）。

【宜忌】经期停用，治疗期间禁止性交。

【调养验证】治疗慢性宫颈炎（宫颈糜烂）42 例，治愈 35 例，好转 5 例，无效 2 例，有效率约为 95.2％。

 紫草油治子宫颈炎

【配方】紫草 200 克，香油 750 毫升。

【制用法】用香油将紫草炸枯过滤即成。外涂宫颈及阴道上端，隔日 1 次，10 次 1 个疗程。

【功效主治】宫颈糜烂。

【宜忌】治疗期间禁止性生活，经期停用。

【调养验证】治疗宫颈糜烂100 例，经 1～2 个疗程后，治愈84 例，显效 8 例，好转 4 例，有效率为 96％。

 土茯苓治子宫颈炎

【配方】土茯苓 30 克，鸡血藤 20 克，忍冬藤 20 克，薏苡仁20 克，丹参 15 克，车前草 10 克，

益母草 10 克，甘草 6 克。

【制用法】每日 1 剂，水煎服。

【功效主治】清热利湿，解毒化瘀。主治子宫颈炎。

【加减】带下量多，色黄而稠秽如脓者，加马鞭草 15 克，鱼腥草 10 克，黄柏 10 克；口发渴者，加野菊花 15 克，连翘 10 克；阴道肿胀辣痛者，加紫花地丁 15 克，败酱草 20 克；带下夹血丝者，加海螵蛸 10 克，茜草 10 克，大蓟 10克；阴道瘙痒者，加白鲜皮 12 克，苍耳子 10 克，苦参 10 克；带下量多而无臭秽阴痒者，加蛇床子，槟榔 10 克；带下色白、质稀如水者，减去忍冬藤、车前草，加补骨脂10 克，桑螵蛸 10 克，白术 10 克，扁豆花 6 克；每于性交则阴道胀疼出血者，加赤芍 12 克，地骨皮 10克，丹皮 10 克，田三七 6 克。凡湿瘀为患于下焦，以致胞宫和冲、任损伤及带下绵绵不绝、色白黄而臭秽者，用之随症灵活加减，其效显著。

【调养验证】用此方治疗患者10 例，其中治愈 8 例，有效 1 例，有效率为 90％。

胎位不正

胎位不正是指妊娠 30 周以上的初产或经产妇于产前检查发现胎位呈臀位、横位等。多因骨盆狭窄、胎儿过大、胎儿畸形、多胎妊娠、前置胎盘、羊水过多及经产妇腹壁松弛所致。临床表现：臀位者临床腹部检查，子宫底部可触及圆而硬、有浮动感的胎头，耻骨联合上可触及不规则、较宽的胎臀，胎心常在脐以上听到，肛诊时可触及小肢体或质地较软的胎臀，阴道检查可摸清胎儿足或臀。

方一 当归苏叶治胎位不正

【配方】当归身 10 克，苏叶 8 克，黄芩 6 克。

【制用法】将上药水煎 3 次后合并药液，分早、晚 2 次口服，每日 1 剂，至胎位恢复正常。

【功效主治】胎位不正。

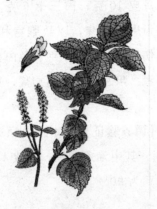

苏 叶

【调养验证】用此方治疗胎位不正患者 27 例，治愈 26 例，无效 1 例。一般服药 5～10 剂即可治愈。

方二 当归白术治胎位不正

【配方】当归 9 克，川芎 6 克，熟地黄 9 克，白芍 9 克，党参 9 克，黄芪 9 克，炙甘草 6 克，续断 9 克，枳壳 6 克。

【制用法】每日 1 剂，水煎，早晚分 2 次服。服药后平卧 1 个小时，连服 3 剂为 1 个疗程。

【功效主治】补益气血，养胎。主治妊娠 30 周以上胎位不正者，患者均由产前腹部触诊及 B 超检查确诊。

【调养验证】用此方治疗126例，有效105例，无效21例，有效率约为83.3%。

方三 党参白术治胎位不正

【配方】党参、白术、白芍、当归、枳壳、厚朴、川芎各10克，黄芪、川断、熟地黄各15克，炙甘草、艾叶各6克。

【制用法】每日1剂，水煎服。3天为1个疗程。

【功效主治】胎位不正。

【调养验证】用上药治疗胎位不正73例，用药2个疗程后，其中矫正61例，无效12例。

方四 当归甘草汤治胎位不正

【配方】当归10克，川芎6克，白芍、熟地黄、党参、白术、黄芪各10克，炙甘草6克，续断10克，枳壳6克。

【制用法】水煎，分早晚2次服，每日1剂。3剂为1个疗程。

【功效主治】养血活血，理气安胎。主治胎位异常。

【调养验证】用本方治疗患者

138例，治愈126例，其中臀位119例，横位7例，无效12例（全是臀位）。

方五 柞木甘草治胎位异常

【配方】柞木60克，甘草10克。

【制用法】每日1剂，水煎服。

【功效主治】胎位异常。

【调养验证】治疗胎位异常100余例，一般服药2～3剂即愈。

方六 当归白术治胎位不正

【配方】当归、白芍各12克，白术、茯苓各15克，川芎6克。

【制用法】每日1剂，水煎服。

【功效主治】活血化瘀，健脾利湿。主治胎位不正。

【调养验证】共治疗胎位不正80例，其中横位8例，斜位2例，均转正；臀位70例，转正65例，治愈率为93.8%。

附件炎

附件炎是妇科常见病、多发病，临床分为急性和慢性两种。其病程一般较长，可有精神衰弱症状，抵抗力差，亦有月经不调、闭经、腹部包块或白带增多，出现全身肢体疲倦乏力、头重纳差或低热难退等症状。一般有下腹部坠胀、疼痛、腰骶部酸痛，劳累后加重，白带增多，月经不调或触摸到囊性肿物，活动受限等临床症状。本病属中医学"癥瘕"等范畴。

 土茯苓败酱草治附件炎

【配方】土茯苓、败酱草各30克，蒲公英20～30克，制乳香、没药各6～10克，丹参20克，当归12克，橘核9克。

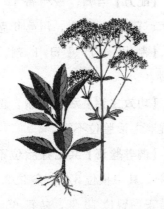

败酱草

【制用法】每日1剂，水煎服。

【功效主治】清热解毒，活血化瘀。主治附件炎。

【加减】腹痛较甚者，去丹参，加三棱、莪术各6克；肾虚者，加续断15克，桑寄生20克，菟丝子12克；脾虚者，加白术12克，山药15克；白带量多者，加芡实12克，白果6克；阳虚者，加附子6～9克，肉桂3克；月经期间去乳香、没药、丹参，加枸杞子15克，杜仲12克。

【调养验证】用此方治疗24例，治愈10例，好转13例，无效1例。

 银花连翘治附件炎

【配方】金银花、连翘、蒲公

英、薏苡仁各 20 克，滑石（包煎）、丹皮、苍术、茯苓、车前子（包煎）、盐黄柏、甘草各 15 克，龙胆草 10 克。

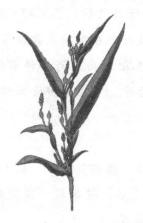

薏苡仁

【制用法】每日 1 剂，水煎服。

【功效主治】附件炎。症见小腹疼痛、经期不调，或淋漓不断，或黄白带下、味腥臭等。

【调养验证】用此方治疗患者 43 例，疗效较好。

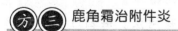

方三 鹿角霜治附件炎

【配方】鹿角霜、补骨脂、桑螵蛸、锁阳、龙骨（先煎）、茯神、山萸肉、菟丝子各 9 克，砂仁末（后下）3 克，熟地 20

克，煅牡蛎（先煎）30 克，炒白芍 6 克。

【制用法】每日 1 剂，水煎服。服半个月后可隔日 1 剂。

【功效主治】附件炎。症见带下绵延时多，清爽时少，月经来潮时周身筋骨疼痛，经净后则继以白带，有时憎寒，时有烘热，神疲力弱，食欲欠佳，舌淡，脉濡细。

【调养验证】用此方治疗患者 70 例，治愈 40 例，好转 25 例，无效 5 例。

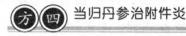

方四 当归丹参治附件炎

【配方】当归、丹参、橘核、炮甲珠各 12 克，海藻 15 克，茯苓、金银花、青皮、延胡索各 9 克，连翘 10 克，薏苡仁 30 克，川芎 6 克。

【制用法】每日 1 剂，水煎服。

【功效主治】利湿，活血。主治慢性附件炎。

【调养验证】治疗患者 15 例，治疗效果较好。

盆腔炎

　　盆腔炎是指女性盆腔器官组织发生的炎症性病变，一般以子宫内膜炎和输卵管炎为多见，又分为急性和慢性两种。临床研究表明，下腹部持续性疼痛和白带增多为其主要症状。在盆腔炎急性发作期常伴有发热、头痛、怕冷等症状，而慢性在发病期间常伴有腰酸、经期腹痛、经量过多等症状，若不及时治疗，可因输卵管闭锁而造成继发性不孕。

 败酱夏枯草治慢性盆腔炎

　　【配方】败酱草、薏苡仁、夏枯草各 30 克，丹参 20 克，赤芍、延胡索各 12 克，木香 10 克。

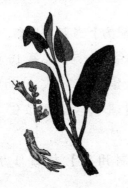

丹　参

　　【制用法】以上药水煎为 500 毫升，每次服 50 毫升，每日服 2 次。

　　【功效主治】活血化瘀，清热利湿解毒。主治慢性盆腔炎。证见腰酸、腹痛下坠感，带下量多，色赤或黄，苔黄腻；或见痛经、舌质暗等。

　　【调养验证】用此方治疗慢性盆腔炎患者 30 例，治疗效果较好。

方二 皂刺大枣治亚急性盆腔炎

　　【配方】皂刺 30 克，大枣 10 枚，同煎半小时以上，弃渣取汤 300～400 毫升，再加粳米 30 克煮成粥状。

　　【制用法】每日 1 剂，分 2 次服。

　　【功效主治】亚急性盆腔炎。

　　【调养验证】治疗亚急性盆腔炎 2 例，分别用药 7 剂和 9 剂，均治愈，上 2 例均曾用青霉素、链霉素治疗未愈，改用中药治疗后而愈。

方三 黄芩虎杖治慢性盆腔炎

【配方】黄芩、黄连、黄柏各15克，虎杖30克。

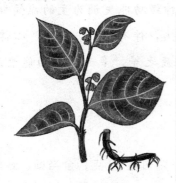

虎 杖

【制用法】每日1剂，水煎浓缩至100毫升。行保留灌肠，10次1个疗程，经期停用。

【功效主治】盆腔炎。

【加减】盆腔有肿块加丹参10克。

【调养验证】治疗慢性盆腔炎128例，治愈95例，显效19例，有效9例，无效5例，有效率约为96.1%。

方四 丹参治盆腔炎性包块

【配方】丹参、赤芍各10～20克，桃仁9克，三棱、莪术各3～6克，败酱草、蒲公英、旱莲草各10克，党参、黄芪各15克。

【制用法】每日1剂，水煎服。急性期发热加用抗生素，体温正常即停用。

【功效主治】活血凉血，解毒消肿。主治盆腔炎性包块。

【加减】结核性患者加百部、地榆。

【调养验证】用此方治疗患者96例，其中痊愈63例，显效22例，有效10例，无效1例（手术证实为卵巢囊肿），有效率约为98.9%。

方五 当归玄胡治慢性盆腔炎

【配方】当归、丹参、芡实、土茯苓各25克，赤芍、延胡索、川楝子、三棱、莪术各15克，山药30克，香附10克。

【制用法】制成蜜丸，每丸10克。每日3次，每次1丸。

【功效主治】活血止痛，清热解毒。主治慢性盆腔炎。

【加减】湿热瘀结型患者，加黄柏、苦参各15克；寒凝气型患者，加炮姜、茴香各10克。

【调养验证】用此方共治慢性盆腔炎346例，有效率约为94.8%。

围绝经期综合征

妇女在绝经前后出现的一系列自主神经功能失调为主的症候群，称为围绝经期综合征。表现有阵发性潮热，伴有胸闷、气短、心悸、眩晕，以及情绪不稳、紧张易激动、易疲乏等，多为卵巢功能衰退所致。

方一 当归治围绝经期综合征

【配方】当归、赤芍、生地黄、桃仁、红花、柴胡、枳壳、牛膝、甘草各9～12克，川芎、桔梗各6～9克。

【制用法】每日1剂，水煎服。

【功效主治】围绝经期综合征。

【调养验证】用此方治疗围绝经期综合征122例，有效率约为96.7%。

方二 淫羊藿治围绝经期身痛

【配方】淫羊藿10～30克，生地黄、熟地黄各30～60克，全狗脊10～15克，巴戟天12～15克，桑寄生12～18克，炒杜仲12克，鸡血藤30克，全当归、炒白芍各10克。

【制用法】每日1剂，水煎服。

【功效主治】围绝经期身痛（绝经前后身痛），以一处或数处肌肉、关节酸痛为主。

【调养验证】用此方治疗绝经前身痛和绝经后身痛者20例，治疗效果较好。

方三 黄芪治围绝经期综合征

【配方】黄芪、夜交藤各30克，当归、桑叶各12克，三七6克，胡桃肉10克。

【制用法】每日1剂，水煎2次，分2次服。

【功效主治】益气、活血、化瘀。主治围绝经期综合征。

【加减】气血双虚型加熟地、白芍；肝肾阴虚型加枸杞子、丹皮；脾胃阳虚型加附子、山药、白术；心肾不交型加丹参、酸枣仁、黄柏。

【调养验证】用此方治疗围绝经期综合征患者70例，其效果较好。

方四 磁石治围绝经期综合征

【配方】生黄芪15克，潞党参15克，炒白术10克，当归10克，白茯苓10克，酸枣仁10克，远志10克，木香6克，生龙骨、牡蛎各（先煎）20克，磁石（先煎）30克，鹿角胶（烊化）或鹿角霜（烊化）10克，龟甲胶（烊化）或龟甲（先煎）10克，甘草6克，八月札10克，茺蔚子10克，沙苑子30克。

【制用法】每日1剂，水煎3次，分3次服。1个月为1个疗程。

【功效主治】养脾益气，调神健脑。主治围绝经期综合征。

【调养验证】治疗患者15例，治愈10例，好转2例，无效3例。

方五 黄连治围绝经期综合征

【配方】黄连3克，枣仁、麦冬、白芍、白薇、丹参各9克，龙骨（先煎）15克。

【制用法】每日1剂，水煎2次，早晚温服。连续服药1个月为1个疗程。

【功效主治】清心平肝。主治围绝经期综合征。症见烘热汗出、心烦易怒、口干、失眠、心悸心慌等。

【调养验证】余某，57岁。绝经9年，病起8年。烘热汗出，每日10余次，以上半身为主。伴有心烦易怒、急躁、口苦、口干、心悸、舌淡脉弦。曾在外院服中药2月无效。治以清心平肝。处方：黄连3克、麦冬9克、白芍9克、白薇9克、丹皮9克、山栀子9克、生甘草9克。服药7剂，心烦好转，烘热汗出由每日10余次减少到3次。原方续进14剂，烘热汗出白天已除，夜间尚有3～4次。再以原方更进7剂，烘热汗出偶见于晨间，其余诸症悉除。

阴道炎

阴道炎是妇科最常见的疾病之一，由于致病的原因不同，临床上可分为滴虫性阴道炎、真菌性阴道炎、老年性阴道炎、病毒性阴道炎、阿米巴性阴道炎等。最常见的是滴虫性阴道炎和真菌性阴道炎。

 虎杖根治念珠菌性阴道炎

【配方】虎杖根 60 克，鹅不食草干粉胶囊（每粒胶囊含 0.3 克）。

【制用法】将虎杖根加水 500 毫升，煎至 300 毫升，待温后冲洗阴道；冲洗后用鹅不食草干粉胶囊塞入阴道，每日 1 次。1 周为 1 个疗程。

【功效主治】念珠菌性阴道炎。

【调养验证】用此方治疗念珠菌性阴道炎患者 77 例，其中治愈 55 例，好转 10 例，无效 12 例。

 黄柏苦参治老年性阴道炎

【配方】蛇床子 30 克，黄柏 12 克，苦参 12 克，雄黄 10 克，鹤虱 10 克。

【制用法】每日 1 剂，加水 2500 毫升煎取溶液 2000 毫升，分 2 次外洗。

【功效主治】清热燥湿，杀虫止痒。主治老年性阴道炎、滴虫性阴道炎、真菌性阴道炎、淋菌性阴道炎、外阴尖锐湿疣。

【调养验证】用此方治疗阴痒患者 120 例，有效率为 95％。

 熟地山药治老年性阴道炎

【配方】熟地、山茱萸各 15 克，山药、茯苓、泽泻各 12 克，知母 9 克。

【制用法】每日 1 剂，水煎服。外用淫羊藿、蛇床子、鹿衔草、首乌、当归、百部、蝉蜕各 15 克，赤芍 12 克，金银花 30 克。水煎取液，每日 1 剂。坐浴，每次 15 分钟，每日 2 次。7 天为 1

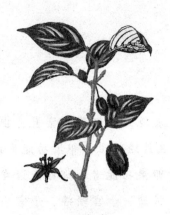

山茱萸

个疗程。

【功效主治】老年性阴道炎。

【加减】内服：虚火旺者，加黄柏、丹皮；湿热者，加薏苡仁、车前子、茵陈；尿痛、尿频者，加生地、淡竹叶、椿根皮、白茅根；阴道灼热伴点滴出血者，加旱莲草、地榆；阴道干涩者，加枸杞子、淫羊藿、当归。

【调养验证】用此方内服外洗治疗老年性阴道炎 30 例，经用药 1～3 个疗程后，全部获得治愈。

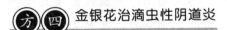

方四 金银花治滴虫性阴道炎

【配方】制苍术、金银花、白鲜皮、蛇床子、白芷各 15 克，黄柏、荆芥各 10 克。

【制用法】每日 1 剂，水煎服。并用苦参 30 克，百部、蛇床子各 15 克，椒目、生甘草各 10 克，水煎取液，坐浴（或冲洗阴道），每次 10～15 分钟，每日 1～2 次，7 天为 1 个疗程，疗程间隔 2 天。

【功效主治】滴虫性阴道炎。

【调养验证】用此方治疗滴虫性阴道炎患者 105 例，3 个疗程痊愈 63 例，好转 39 例，无效 3 例。

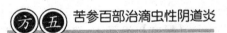

方五 苦参百部治滴虫性阴道炎

【配方】龙胆草、苦参各 15 克，百部、枯矾、黄柏、川椒各 10 克。

【制用法】将上药水煎后，加入猪胆 2 个，趁热先熏后洗阴痒处。

【功效主治】滴虫性阴道炎。

【调养验证】用此方治疗滴虫性阴道炎及真菌性阴道炎所致阴部奇痒、带下量多等症患者，均获良好功效。

月经不调

月经不调是妇科常见的一种疾病，表现为月经周期紊乱、出血期延长或缩短、出血量增多或减少，甚至月经闭止。卵巢功能失调、全身性疾病或其他内分泌腺体疾病影响卵巢功能者，都可能诱发此病。此外，生殖器官的局部病变如子宫肌瘤、子宫颈癌、子宫内膜结核等也可表现为不规则阴道流血，应注意二者的区分。

 方一 茜草丹参治月经不调

【配方】茜草 12 克，丹参 12 克，桃仁 3 克，土鳖虫 6 克，大黄 6 克，当归 3 克，赤芍 12 克，红花 3 克，干姜 3 克。

【制用法】共研为细末，每晚临睡前服 4.5 克。

【功效主治】消瘀止痛，生新排浊。主治月经不调。

【调养验证】用此方治疗患者 650 例，不少久病之妇，服药后病获痊愈。

方二 柴胡白芍治月经不调

【配方】柴胡 6 克，白芍 12 克，女贞子 12 克，旱莲草 10 克，麦冬 10 克，地骨皮 10 克，白茅根 12 克，香附 10 克，地榆 10 克。

【制用法】每日 1 剂，水煎服，每剂分 2 次服用，早饭前及晚饭后 1 个小时各温服 1 次。

【功效主治】清热养阴，调气理血。主治月经先期、经量血多或非时出血（少量）。

【加减】本方适宜因血热所致之月经先期、经量血多及轻微的非时出血诸症。实热者，可酌加丹皮、青蒿、黄柏；虚热者，宜以生地、地骨皮为主，配滋阴壮水及阿胶等养血柔阴之品自可收功；郁热者，可以本方与丹栀逍遥散合参化裁治之。

【调养验证】刘某，29 岁。月经先期，经量过多，每次月经用纸近四包，且经前两胁胀痛心烦，口苦干，素嗜辛辣，舌红，脉弦数。刮宫病理报告为子宫内膜增殖。证属肝燥血热，月经先期，治当清热凉血，舒肝调经。治以上方为基础，加茜草 10 克，槐花 20 克，大蓟、小蓟各 12 克。服上方 5 剂后诸症悉平，遂嘱其早服加味逍遥丸，晚服六味地黄丸以调理 2 月余，痊愈未复发。

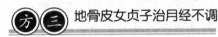

方三　地骨皮女贞子治月经不调

【配方】生地炭 24 克，地骨皮 12 克，炒白芍 12 克，旱莲草 12 克，女贞子 12 克，槐米炭 30 克，仙鹤草 30 克，鹿衔草 30 克，荠菜 30 克。

【制用法】每日 1 剂，水煎。于中期出血前 2～3 天开始服用，连用 5～7 剂。

【功效主治】养阴凉血止血。主治月经不调（中期出血）。

【调养验证】于某，38 岁。主诉月经中期有阴道出血，数天干净。平时口苦咽干、烦躁、烘热、腰酸、脉弦数、舌质红、苔薄。用此方正值月经中期前 2～3 天，又辅用苯丙酸诺龙 25 毫克，肌注。服药 5 剂，此次月经中期亦未出现阴道流血，诸症减轻。脉舌如前，继服上方而去荠菜、鹿衔草、仙鹤草，加丹皮 9 克，菟丝子 12 克，又服 5 剂。诉无再出现中期出血。

当归川芎治月经不调

【配方】当归 9 克，川芎 5 克，炒白芍 6 克，熟地黄 9 克（经闭不用），续断 9 克，制香附 9 克，炒乌药 6 克，炙甘草 3 克，丹参 9 克，炒白术 9 克，茯苓 9 克。

【制用法】每日 1 剂，水煎，早晚分服。

【功效主治】活血通经，滋补肝肾。主治月经不调。

【加减】兼有白带者，加黄柏 6 克（盐水炒），苍术 6 克，炒山药 9 克，芡实米 9 克，炒扁豆 9 克，去熟地黄；先期色紫患者，加丹皮 6 克，生地 6 克，炒栀子 6 克；后期原方倍当归。

【调养验证】用此方治疗患者 75 例，治疗效果较好。

女阴瘙痒症

女阴瘙痒症是指女性外生殖器局限性瘙痒持久不愈的一种皮肤神经功能障碍性疾病。病因不明，可能与神经内分泌功能失调、精神因素，或进辛辣刺激食物，以及冷、热、摩擦等局部刺激有关。临床表现，主要为局限性女阴内外阴阵发性作痒，热水洗烫或搔抓时尤甚。始发瘙痒，无任何皮肤病损，搔抓后可生痂皮、条状抓痕、搓破、渗液或色素沉着。但非因老年性、季节性或某些疾病（糖尿病、黄疸病、血液病）引起，亦非真菌、蛲虫、痔疮、白带等所致。

 败酱草治女阴瘙痒症

【配方】蛇床子、败酱草、白鲜皮、苦参各30克，百部、防风、透骨草、花椒各20克，冰片4克。

【制用法】将前8味中药水煎，约得药液2000毫升，加入冰片搅拌，趁热熏外阴15分钟，待药液稍凉后洗涤患处。每日1剂，早晚各1次。

【功效主治】女阴瘙痒症。

【加减】若外阴溃烂者，加白矾40克；若外阴部疼痛者，加白芷15克。

【调养验证】用此方治疗女阴瘙痒症患者136例。经用药5～10剂后，其中治愈128例，显效4例，有效2例，无效2例。

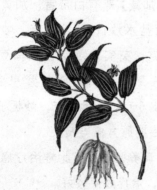

百部

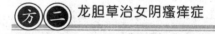 **龙胆草治女阴瘙痒症**

【配方】龙胆草50克，雄黄、生薏苡仁、苦参各25克，蛇床子、白鲜皮、薄荷各30克，川黄

柏、全当归、益母草、蝉衣、茯
苓各 20 克。

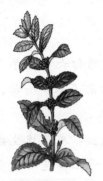

薄 荷

【制用法】将上药用纱布包煎，
加水至 3000 毫升，煮沸后先作热
熏，待温度适当时坐浴，每日 1 剂，
早晚各洗 1 次。1 周为 1 个疗程。

【功效主治】女阴瘙痒症。

【调养验证】用此方治疗女阴
瘙痒症患者 75 例，经用药 1～2 个
疗程后，其中治愈 70 例，显效 3
例，有效 2 例，有效率为 100%。

 樗树皮治外阴瘙痒症

【配方】先将樗树皮 100 克水
煎 20～30 分钟，滤去药渣，加白
矾 60 克，食醋 250 毫升，再煮沸
2～3 分钟。

【制用法】趁热熏洗、坐浴，
1 日 2 次。

【功效主治】外阴瘙痒症。

【调养验证】用此方治疗外阴
瘙痒症 25 例，一般熏洗 2～3 次
即愈。

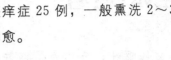 蛇床子苦参治阴痒

【配方】蛇床子 30 克，苦参、
蒲公英各 18 克，狼毒、甘草节各
15 克，薄荷、朴硝、雄黄各 9
克，白菜叶 120 克（切碎）。

【制用法】水煎，去渣熏洗，
每日 1 剂，分 2 次洗。

【功效主治】清热燥湿，托疮
止痒。主治阴痒。

【调养验证】用此方治疗患者
51 例，治疗效果较好。

 地肤子治外阴瘙痒

【配方】地肤子、黄柏各 20
克，紫花地丁、白鲜皮各 30 克，
白矾 10 克。

【制用法】水煎，温洗患处，
早、晚各 1 次。

【功效主治】外阴瘙痒。

【调养验证】用此方治疗外阴
瘙痒患者 34 例，一般 3～6 次即
可获得痊愈。

妊娠呕吐

妊娠呕吐，又称为早期妊娠中毒症，是指妇女在受孕 1 个半月后出现的恶心呕吐等症状。常伴有择食、食欲不振、头晕、倦怠等症状，甚者发生营养不良或严重酸中毒。

本病的发生主要由于受孕之后，经气较盛，或脾虚生痰、情怀不畅、胃失和降等所致。此症状发生恶心、呕吐多是清晨空腹时较重，但对生活和工作影响不大，不需特殊治疗，一般到 3 个月左右自然消失。如果反应较重、持续恶心、呕吐频繁，甚至不能进食，则称为妊娠剧吐。其发生原因尚不十分清楚，多见于精神过度紧张、神经系统不稳定的年轻初孕妇。有人认为这是大脑皮质与皮质下中枢功能失调，致使丘脑下自主神经功能紊乱，或脾阳素虚、痰湿偏盛，妊娠后冲气挟痰浊上逆而引起。因而冲气上逆、胃失和降是本病的基本病机，应随证治疗。

 半夏干姜治妊娠呕吐

【配方】半夏 12 克，干姜、黄芩、党参各 10 克，黄连、甘草各 6 克，大枣 4 枚。

【制用法】每日 1 剂，水煎服，早、晚分服。

【功效主治】温胃止呕，补中益气。主治妊娠呕吐。

【加减】火盛者，重用黄芩、黄连；痰涎多者，重用姜夏；脾不虚者，去党参；剧吐伤阴者，党参易沙参。

【调养验证】用本方治疗 25 例，痊愈 18 例，有效 7 例。

 白术橘红治妊娠呕吐

【配方】炒白术 15 克，橘红、当归、炒香附、厚朴、竹茹、白参、沙参、石斛、生姜各 10 克，甘草、砂仁（后下）各 5 克。

【制用法】每日1剂，水煎服。

【功效主治】理气化痰，降逆止呕。主治妊娠呕吐。

【调养验证】用此方治疗妊娠呕吐67例，服3～5剂痊愈61例，服6剂痊愈6例。

 方三 半夏茯苓治妊娠呕吐

【配方】半夏9克，茯苓6克，杭菊9克，川黄连3克。

【制用法】每日1剂，水煎服。

【功效主治】妊娠呕吐。

【调养验证】用此方治疗妊娠呕吐，一般1剂见效，3～6剂痊愈。

 方四 干姜党参半夏治妊娠呕吐

【配方】干姜6克，党参10克，半夏6克。

【制用法】每日1剂，水煎。服药时取生姜汁10滴于药中，频服。

【功效主治】妊娠呕吐。

【调养验证】黄某，女，27岁。停经2个月，食欲渐减，头昏，精神疲惫，晨起恶心呕吐，或吐痰涎，或吐宿食。自以为呕吐是妊娠反应，未服药。延时月余，渐至水饮不入，食入即吐，呕吐痰涎清水，故来就诊。诊脉虽细但滑象明显，面色苍白，形瘦肢冷，脘痞不舒，舌淡苔薄白而润。此脾胃虚寒、痰饮内阻、浊气上逆之象。用此方3剂，药后呕吐大减，能进少量稀粥。再按原方3剂，呕吐止，食欲增。

 方五 太子参远志治妊娠反应

【配方】太子参9克，远志3克，酸枣仁6克，菟丝子9克，麦冬10克，炒杜仲12克，乌梅肉3克，山萸肉6克，砂仁1.5克，姜竹茹10克。

【制用法】每日1剂，水煎服。

【功效主治】益气养血，和胃降逆。主治妊娠呕吐。

【调养验证】王某，女，24岁。妊娠2个月余，呕吐较甚，饮食难进，吐出酸水或苦水，体弱，面色无华，口干，苔薄微黄，脉沉细滑。患者曾用过西药1周，毫无效果。用此方服药2剂后，呕吐即减轻，精神好转，唯有口干，舌质红，脉细滑数。于原方中去菟丝子、砂仁，加入炒黄芩10克，杭芍10克，又进3剂，诸症皆除。

男科疾病验方

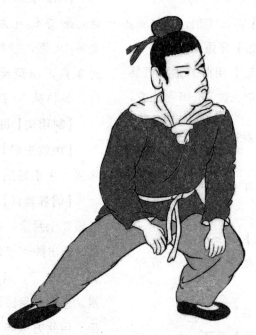

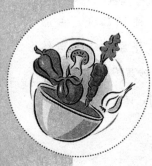

本章看点 ▼

阳 痿

阳痿是指在性交时阴茎不能勃起或举而不坚，不能进行性交而言的一种性功能障碍病发现象。正常情况下，性兴奋刺激从高级中枢神经传导到勃起中枢，勃起神经（盆神经）传导到阴茎海绵体神经丛引起海绵体充血、勃起。发生阳痿的原因是多方面的，多数是因为神经系统功能失常而引起，往往有头昏眼花、头痛脑涨、腰酸背痛、四肢无力、失眠、出冷汗等。另外一些肿瘤、损伤、炎症等也可引起神经功能紊乱而导致性功能衰退。有的则可能由于内分泌系统的疾病，生殖器本身发育不全或有损伤、疾病而引起。

方一 萸肉熟地治阳痿

【配方】山萸肉 40 克，熟地黄 40 克，枸杞子 40 克，石燕 40 克，白术 40 克，巴戟天 30 克，列当 25 克，五味子 25 克，茯神 25 克，山药 25 克，鹿茸 10 克，炙海马 10 克，炙蛤蚧 1 对，炙蜂房 25 克，炙蜗牛 50 个，阳起石 50 克，淫羊藿 30 克，全蝎 25 克，蛇床子 25 克，地龙 25 克。

【制用法】将上药共研细末，过 120 目筛后分成 60 包，或炼蜜为丸。每服 1 包或 1 丸，每日服 2 次，饭前服用。1 个月为 1 个疗程。

【功效主治】阳痿。

【宜忌】忌生、忌冷、忌烟酒。

【调养验证】用此方治疗阳痿患者 297 例，治愈 274 例，无效 23 例，有效率约为 92.3%。

方二 吴茱萸治阳痿

【配方】吴茱萸、白胡椒各等份。

【制用法】研末。取混合物适量，用唾液调成糊状。每晚临睡前敷于肚脐，次晨取去。

【功效主治】阳痿。

【调养验证】邓某，25岁。结婚2年余，阳物举而不坚，不耐久举便有精液泄出。曾服右归丸加淫羊藿、巴戟天等未见效。按上方实施，10天后阳物能举，房事顺利。

方三 海螵蛸生龙骨治阳痿

【配方】海螵蛸、生龙骨、生牡蛎（先煎）各30克，公丁香5克，鹿角霜、阳起石各15克，蛇床子、怀牛膝、韭子各10克，硫黄（研吞）1克。

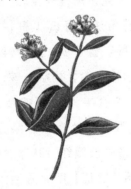

丁 香

【制用法】每日1剂，7天为1个疗程。连服2个疗程无效者，改用他法。

【功效主治】阳痿。并伴有早泄、遗精、腰酸腰困者。

【加减】服后胃部不适者，可加小量健胃药如砂仁、怀山药。硫黄亦可装入胶囊内，以汤药送服。

【调养验证】尤某，男，28岁。患阳痿半年，不能过正常性生活，有时亦能勃起，但不能性交，并有早泄、遗精、腰酸乏力等症状。用此方加杜仲18克，连服15剂而愈。

方四 灵芝草治阳痿

【配方】灵芝草。

【制用法】每日6克切片，文火久煎成浓汁，每次饮服100～150毫升。晨起空腹服或午饭前1小时饮服尤佳；可加少许冰糖或1枚鸡蛋同服。15天为1个疗程，可连服1～2个疗程。

【功效主治】益气补虚，养心安神。主治阳痿。

【宜忌】用此方期间忌用其他中西药。

【调养验证】用此方治疗阳痿66例，临床治愈15例，显效28例，有效19例，无效4例，有效率约为93.9%。

早 泄

早泄是指同房时，过早射精，随后阴茎即软，不能正常进行性交。中医认为多由于房劳过度或频犯手淫，导致肾精亏耗、肾阴不足、相火偏亢，或体虚羸弱，虚损遗精日久，肾气不固，导致肾阴阳俱虚所致。早泄与阳痿关系甚为密切，早泄严重可导致阳痿，阳痿又常伴见早泄，治疗时当互相参照。

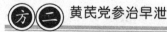

方一　五倍子白芷治早泄

【配方】五倍子 15 克，白芷 10 克。

【制用法】将上药共研为细末，用醋及水各等份，调成面团状。临睡前敷肚脐（神阙穴），外用纱布盖上，胶布固定。每日 1 次，连敷 3～5 日。

【功效主治】早泄。

【调养验证】用此方治疗早泄患者 39 例，经用药 2～6 天后，均获痊愈。

方二　黄芪党参治早泄

【配方】黄芪、党参、龙眼肉、酸枣仁各 20 克，白术、当归各 10 克，茯神、龙骨（先煎）、牡蛎（先煎）各 15 克，木香、远志、甘草各 6 克，桑螵蛸 12 克，黄连 1.5 克，肉桂 3 克。

【制用法】每日 1 剂，水煎，早晚分服。暂节欲，远房帷。

【功效主治】补益心脾，宁心摄肾。主治早泄，伴神疲体倦、心烦失眠、心悸盗汗、纳少、面不荣、苔少质微红、脉浮虚尺弱。

【调养验证】用此方治疗早泄患者 10 余例，有效率为 90％以上。

方三　细辛丁香治早泄

【配方】细辛、丁香各 20 克，90％乙醇 100 毫升。

【制用法】将两药浸泡入乙醇内 15 天即可。使用时以此浸出液涂擦阴茎之龟头部位，经 1.5～3 分钟即可行房事。

【功效主治】早泄。

【调养验证】吕某，28 岁。患者经常离家出差，每次归家同房时，精神紧张，而致临房早泄。如此 3 年，不能满足生育之望，乃致夫妇失和，曾多次求治罔效。经用此方临房时局部外用后，第一次行房时间即维持在 20 分钟以上，经用此方 5 次后，弃药而愈。

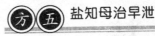 **五倍子治早泄**

【配方】五倍子 20～30 克。

【制用法】将上药用文火水煎 30 分钟，再加入适量温开水。趁热熏蒸龟头，待水温降至 40℃ 左右，可将龟头浸入其中 5～10 分钟，每晚 1 次，15 天为 1 个疗程。

【功效主治】早泄。

【宜忌】治疗期间禁房事。

【调养验证】用本方治疗早泄患者 21 例，经用药 1～2 个疗程后，痊愈 18 例，有效 3 例。

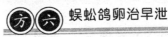 **盐知母治早泄**

【配方】盐知母、盐黄柏、山萸肉、牡丹皮、泽泻、天冬、金樱子、芡实米各 10 克，熟地黄 25 克，生山药 30 克，云茯苓 15 克，人参（另煎）5 克，甘草 6 克。

【制用法】每日 1 剂，水煎服。

【功效主治】早泄。触之即泄，梦之则遗，思之易举，不能房事，忧恐忡忡，舌红，苔薄，脉细而数者。

【调养验证】此方治疗早泄 8 例，均获痊愈。

方六 蜈蚣鸽卵治早泄

【配方】蜈蚣 1 条，鸽卵 1 个。

【制用法】先将蜈蚣研细末，再将鸽蛋打开，放在碗内同蜈蚣末搅匀，然后放油内煎食之。每日 3 次，早、午、晚饭前食之，15 天为 1 个疗程。

【功效主治】阳痿、早泄。

【调养验证】用此方治疗患者 180 余例，经验证，效果极佳。

遗　精

遗精是指不因性交而精液自行外泄的一种男性性功能障碍性疾病，如果有梦而遗精者称为"梦遗"；无梦而遗精者，甚至清醒的时候精液自行流出称为"滑精"。但是如果发育成熟的男子，每月偶有1～2次遗精，且次日无任何不适者，属正常生理现象，不是病态，不需任何治疗，假若遗精比较频繁，每周达2次以上，且影响学习和工作者，则需治疗，避免影响身体健康。中医认为，肾藏精，宜封固不宜外泄。凡劳心太过、郁怒伤肝、恣情纵欲、嗜食醇酒厚味，均会影响肾的封藏而遗精。

 熟地锁阳治遗精

【配方】熟地黄、芡实、仙茅、覆盆子、菟丝子各15克，山茱萸、生龙骨（先煎）、生牡蛎（先煎）、锁阳各30克，肉苁蓉、枸杞子、桑螵蛸、沙苑子各20克，韭子10克，金樱子12克。

【制用法】每日1剂，水煎服。

【功效主治】遗精。

【加减】心慌、多梦者，加柏子仁、炒酸枣仁；腰痛甚者，加牛膝、杜仲；口干、五心烦热者，加知母、丹皮；小便频、黄赤者，加黄柏、黄连；头晕、耳鸣甚者，加天麻、磁石；形寒肢冷、夜尿频者，加肉桂、附子。

【宜忌】服药期间，禁食辛辣肥甘寒凉之品，禁房事。

【调养验证】用此方治疗遗精患者26例，全部获得治愈。

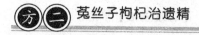 **菟丝子枸杞治遗精**

【配方】菟丝子、生龙骨（先煎）、炙黄芪、金樱子、生牡蛎（先煎）、甘枸杞、刺猬皮各60克，覆盆子、沙苑子、鹿角胶、巴戟天、干白术、酒杭芍、炒远志、野

台参、白莲须、紫河车、山萸肉各30克，盏沉香、春砂仁（后下）、酒川芎、益智仁、广陈皮、肉桂各15克，怀山药500克。

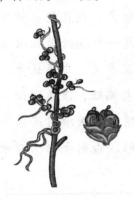

菟丝子

【制用法】怀山药500克打糊，余药共研细末，搅匀，为小丸，每日早晚服10克。

【功效主治】补肾填精。主治遗精。症见遗精日久、头晕目眩、腰膝酸软、记忆衰退、体力虚弱、舌偏红、苔白、脉细弱。

【调养验证】用此方治疗患者10余例，均获痊愈。

 玄参沙参治遗精

【配方】玄参30克，沙参30克，寸冬15克，锁阳15克。

【制用法】每日1剂，水煎服。

【功效主治】遗精日久，阴精亏损。

【加减】梦遗者，加黄柏6～10克；滑精者，加肉桂3～6克。

【调养验证】高某，男，35岁。患遗精病1年多，遗时无梦，严重时白天也遗，不能自控，甚为苦恼。身体消瘦，面颊凹陷，精神不振，站立行走哈腰头倾，一派虚像；脉沉细数，苔薄舌质微红。以上基础方加肉桂6克。3剂显效，10余剂基本痊愈，食欲渐增，体力有所恢复。

 泽泻治遗精

【配方】泽泻10～12克。

【制用法】水煎服，早晚各服1剂。

【功效主治】因相火妄动而引起的遗精。

【调养验证】用此方治疗14例因相火妄动而引起的遗精，均获治愈。

血精症

　　血精，是指肉眼观察所排泄精液呈鲜红色，或在显微镜下检查有大量红细胞成分，称为血精或精血。这是一种急性前列腺炎或精囊炎所致炎症，与局部血管受损，血液外溢有关。中医认为，精血乃肾虚所致，临床上发现凡肾阴不足、相火偏旺、湿热下注、血络受损、血热妄行等均可引起血精。治疗血精，中医除用药物辨证施治外，还需要节欲，以达到节欲养精的目的。否则会影响疗效，甚至会加重病情。

方一　山药生龙骨治血精症

　　【配方】山药 30 克，生龙骨（先煎）、藕节、旱莲草、生牡蛎（先煎）各 15 克，海螵蛸、茜草、阿胶（烊化）各 10 克，白头翁、生白芍各 10 克。

　　【制用法】每日 1 剂，水煎，分 2 次服。

　　【功效主治】清热凉血，滋阴养血。主治血精症。症见精血鲜红、五心烦热、口干咽痛、胸脘闷、纳呆、小便黄赤、尿时阴茎疼痛、苔黄腻、脉濡数。

　　【调养验证】用此方治疗血精

14 例，服 10～15 剂痊愈 8 例，有效 3 例，好转 3 例。

方二　地锦草治血精症

　　【配方】地锦草、鹿衔草各 30 克，石韦、马鞭草各 40 克，土茯苓 20 克。

　　【制用法】上药水煎 2 次，煎开后各 15 分钟取汁。两煎混合，分 2 次口服。每日 1 剂。

　　【功效主治】利湿、止血、益肾。主治血精症。

　　【宜忌】在治愈过程中，禁止房事。

　　【调养验证】用此方治疗患者

16 例，1～2 周治愈 15 例，显著好转 1 例，有效率为 100%。

三　生地知母治血精症

【配方】生地黄、水牛角末、藕节、地锦草、丹参、白茅根各 15 克，丹皮 9 克，知母、生芪、党参、金樱子、地榆各 12 克，黄柏 6 克。

【制用法】每日 1 剂，水煎，早晚各服 1 次。

【功效主治】益气养阴，凉血止血。主治血精，伴见精神委靡、气短乏力、五心烦热、口干、小便黄赤、舌质红、脉细弱数。

【调养验证】用此方治疗血精患者 10 余例，均获满意疗效。

四　女贞子治血精症

【配方】女贞子 15 克，旱莲草 15 克，金银花 12 克，连翘 12 克，生地黄 12 克，白芍 12 克，丹皮 10 克。

【制用法】水煎，内服。10 天为 1 个疗程。

【功效主治】清热凉血止血，滋阴补肾收涩。主治血精症。

【调养验证】用此方治疗血精症 12 例，均获得满意疗效，有效率为 100%。

五　生蒲黄治血精症

【配方】生蒲黄（包煎）70 克，滑石粉 30 克，炒栀子 30 克，当归 30 克，生地黄 30 克，木通 30 克，赤茯苓 30 克，生甘草 30 克。

【制用法】上药共为细末，每次 15 克，水煎煮沸后连服之，每日 3 次。

【功效主治】湿热下注，热瘀互结所致的血精症。

【加减】若尿急尿频、尿意不尽等尿道刺激征缓解后，即去赤芍、当归、生地、赤茯苓、木通、甘草，仅用蒲黄、滑石粉、炒栀子 3 味，按原比例配制。服法同上。

【宜忌】服药期间禁忌房事；治愈之后亦当节制。

【调养验证】用此方治疗血精患者 13 例，均全部治愈（用药 7～20 天，尿急尿频、尿意不尽等尿道刺激征消失，尿液转清，精液清稀如常）。

不射精症

　　男子有正常的性欲，但在性交过程中没有精液排出，称为不射精症。常表现为久交不泄，阴茎勃起时间较长，但当达到一定时间或移出体外后，阴茎即软缩。有些人手淫时可以射精，但性交时不能射精。有些人原来性交时可以射精，后来性交时则不能射精，这些均属病态。泌尿生殖系统先天异常、脊髓损伤以及精神因素均可导致不射精。

　　中医理论认为，房事不节、淫欲过度所致之肾阴亏损、七情失调、肾阳不足、化源不足、精少不泄等均可导致不能射精。

枸杞子治不射精症

【配方】枸杞子、菟丝子、桃仁、牛膝、山萸肉、白芍、车前子（包煎）各15克，肉苁蓉、当归、沉香、柴胡各12克，石菖蒲10克，干蜈蚣（研末分吞）2条。

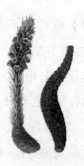

肉苁蓉

【制用法】每日1剂，水煎服。15天为1个疗程。

【功效主治】不射精症。

【加减】心肾不交者，加知母、黄柏各10克，龟板（先煎）15克；肾阳亏虚者，加制附子8克，淫羊藿12克；肝气郁结者，加郁金、香附各12克；瘀血内阻者，加穿山甲、路路通各15克；湿热下注者，加龙胆草、栀子各10克。

【宜忌】禁烟酒、辛辣、煎炒油腻之品。

【调养验证】用此方治疗不射

精症患者 45 例，1～6 个疗程痊愈 38 例，有效 5 例，无效 2 例。

 柴胡当归治不射精症

【配方】柴胡 9 克，当归 9 克，郁金 12 克，赤芍 12 克，穿山甲 20 克，地龙 20 克，王不留行 20 克，石菖蒲 15 克，女贞子 15 克，路路通 30 克，炙麻黄 10 克，车前子 10 克，蜈蚣（研末冲服）3 条。

【制用法】每日 1 剂，水煎，内服。18 天为 1 个疗程。

【功效主治】不射精症。

【调养验证】于某，男，40 岁。结婚 10 余年未育，性生活时不射精，舌苔黄，脉弦。证属肝郁精瘀、精关不通。治以调达肝气、益精通关。此方治疗 2 周后性交时射精成功。1 年后生一男孩。

 巴戟天治不射精症

【配方】巴戟天、淫羊藿各 20 克，山萸肉、枸杞子、菟丝子、桑葚子、生地黄各 12 克，远志、

炙甘草各 10 克。

【制用法】每日 1 剂，水煎，分 2～3 次口服。20 天为 1 个疗程。

【功效主治】不射精症。

【调养验证】用此方治疗不射精患者 46 例，用药 1～3 个疗程痊愈 38 例，显效 4 例，好转 3 例，无效 1 例。

 王不留行治不射精症

【配方】王不留行 30 克，阳起石 30 克，淫羊藿 15 克，首乌 15 克，鹿角胶 12 克，巴戟天 12 克，菟丝子 12 克，韭菜子 9 克，柴胡 9 克，海狗肾 6 克，蜈蚣 3 条。

【制用法】每日 1 剂，水煎服。10 天为 1 个疗程。

【功效主治】温补肾阳，疏调肝气。主治不射精症。

【调养验证】宋某，男，29 岁。结婚 3 年，性交时不射精，用此方加牛膝 15 克，桃仁 9 克。连用 2 个疗程，性交开始射精（病已痊愈）。

男性不育症

不育症是指夫妇同居两年左右，未采取任何避孕措施，确定女方无不孕因素，由男方的原因而不能使女方受孕，称为不育症。男子不育的发病原因很多，如性功能障碍、先天发育不良、精子异常、精液异常、精液输出障碍等。导致不育的精液异常又有无精子、少精子、死精子过多、精子活动力低下、精不液化等。中医认为不育的病因病机为肾虚、血瘀、湿热、肝郁、血虚等。

 熟地白术治男性不育症

【配方】熟地 30 克，白术 15 克，当归 12 克，枸杞子 15 克，炒杜仲 10 克，仙茅 10 克，淫羊藿 30 克，巴戟天 10 克，山萸肉 15 克，肉苁蓉 10 克，韭菜子 30 克，蛇床子 15 克，熟附子 6 克，肉桂 6 克。

【制用法】上药煎 20～30 分钟取汁约 250 毫升，每日 1 剂，分 3 次服。20 天为 1 个疗程。

【功效主治】男性不育症。

【加减】体质虚弱者，加人参、黄芪，有条件者，加鹿茸；偏阴虚者，去肉桂、附子，加女贞子、何首乌；湿热瘀阻者，去附子、肉桂，加银花、蒲公英、败酱草、穿山甲。

【调养验证】用此方治疗男性不育症患者 28 例，痊愈 23 例，有效 3 例，无效 2 例。

 紫河车治男性不育症

【配方】熟地、紫河车各 20 克，枸杞子、怀山药、山萸肉、菟丝子、杜仲、肉苁蓉各 10 克，巴戟天、蛇床子、五味子各 6 克，鹿茸 3 克。

【制用法】各药单味研末，混匀，收储备用。每次服 5 克，每日 3 次，用兼证药汤送下。

【功效主治】男子性功能不全，多属肾气不足所造成的肾阴、阳虚衰，或阳痿不举，或精少清薄，或遗精滑脱，或精液清冷等症。主治男性不育症。

【宜忌】火盛或湿热蕴结者禁用，生殖系统生理缺陷服之无效，服药期间禁房事为宜。

【调养验证】用此方治疗患者25例。其中痊愈者（性功能正常，其妻已孕育者）11例，好转（性功能正常，其妻未孕者）5例，有效（性功能较前有改善者）3例，无效6例。

 五味子治男性不育症

【配方】五味子、菟丝子、茯苓、黄柏各10克，车前子（包煎）、怀山药、熟地黄、金樱子各20克，枸杞子、蛇床子、党参、黄芪各15克，鲜石斛30克，山萸肉、肉苁蓉各12克，巴戟天6克，熟附子3克。

【制用法】每日1剂，水煎服。1个月为1个疗程。另取五味子300克，焙干碾末，在第1个疗程中与上方同时吞服，每次6克，每日2次，服完为止。第2个疗程不需再服。

【功效主治】男性不育症。

【加减】伴阳痿、滑精、早泄者，加芡实、牡蛎；梦遗者，加远志、茯神；精液中有红、白、脓细胞者，加知母、丹皮。

【调养验证】治疗18例不育症，痊愈（其妻怀孕）12例。

 乌梅党参治男性不育症

【配方】乌梅9克，党参15克，细辛3克，干姜9克，当归15克，附片9克，桂枝9克，黄柏10克，黄连6克。

【制用法】水煎，内服。

【功效主治】温补肾阳，清热通络。主治男性不育症。

【调养验证】用此方治疗不育症16例，取得满意疗效。李某，男，29岁。结婚5年未育，伴头昏耳鸣、腰膝酸软、心烦易怒、身困乏力、口苦咽干、手足不温、小腹冷痛、舌胖嫩红苔薄黄、脉沉细尺弱。精液化验：精子活动率45%。证属寒热错杂。治以温补肾阳、清热通络。用此方加减，7剂后诸症减退。40余剂后精液正常，其妻同年受孕。

男性更年期综合征

男性更年期综合征乃为部分男人由中年过渡到老年这段时期内，因雄性激素主要是睾丸素减低，内分泌腺、代谢功能失调和精神因素引起相应的精神神经系统及其内分泌系功能紊乱所表现出的症候群。发病年龄通常在55～65岁，可前推2～4年，后推3～5年，约为51～70岁。病因和发病机制，除由于睾丸素减低而引起垂体功能紊乱，以及甲状腺、肾上腺皮质与垂体相互制约、相互调节的变化，干扰垂体和下丘脑间及神经内分泌正常关系，大脑皮质功能减退外，还与社会因素和心理因素有关。如离退休、家庭境遇、人际交往以及嗜好烟酒等不良生活习惯，也可诱导本病突发或早发。

方一 仙茅治男性更年期综合征

【配方】淫羊藿15克，仙茅15克，山萸肉10克，枸杞子10克，白芍10克，白术10克，茯苓10克，熟地黄10克，五味子10克，女贞子20克，山药20克。

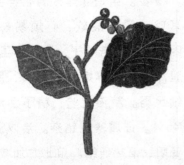

五味子

【制用法】每日1剂，水煎内服。7天为1个疗程。

【功效主治】燮理阴阳，调和营卫。主治男性更年期综合征。

【调养验证】成某，47岁。半年来自觉心烦易怒、心悸、怔忡、头昏耳鸣、腰膝酸软、失眠多梦、记忆力减退、性欲减弱、便溏纳差、夜尿频数。实验室及临床体查均未发现病理改变。脉弦细，舌红少苔。此属肝肾阴虚。用此方加减，14剂后症状消失痊愈。

钩藤治男性更年期综合征

【配方】钩藤（后下）30克，巴戟天20克，鹿角胶、紫河车、党参、黄芪、肉苁蓉、枸杞子、车前子、淫羊藿、生地、桑葚子各15克，法半夏、炙甘草各10克，大枣5枚。

【制用法】将上药水煎，每日1剂，分2次口服。10剂为1个疗程。

【功效主治】男性更年期综合征。

【加减】若幻视幻听、善虑多疑者，加龟板（先煎）、生龙骨（先煎）、生牡蛎（先煎）、柏子仁、酸枣仁各10克；若早泄、阳痿、滑精者，加黄精、菟丝子、山萸肉各15克。

【调养验证】用此方治疗男性更年期综合征患者100例，其中1~3个疗程痊愈89例，显效5例，有效4例，无效2例。

 生地治男性更年期综合征

【配方】生地黄30克，山药20克，山茱萸20克，泽泻15克，茯苓15克，丹皮5克，枸杞子10克，当归12克，远志12克，五味子12克，石菖蒲12克，龙骨（先煎）12克，牡蛎（先煎）12克，甘草6克。

【制用法】水煎，内服。1个月为1个疗程。

【功效主治】滋补肝肾，定神安志。主治男性更年期综合征。

【调养验证】用本方治疗男性更年期综合征80例，均取得满意疗效。

 紫草治男性更年期综合征

【配方】紫草30克，巴戟天、白芍各18克，淫羊藿、麦冬、五味子各15克，当归、知母、竹叶各10克。

【制用法】将上药水煎分2次温服，每日1剂。10天为1个疗程。

【功效主治】男性更年期综合征。

【加减】若肝肾阴虚型患者，加熟地、枸杞子；若脾肾阳虚型患者，加肉桂、附子。

【调养验证】用此方治疗男性更年期综合征患者30例，其中1~2个疗程治愈25例，好转5例。

慢性前列腺炎

前列腺炎是男性生殖系统的常见疾病，分为特异性（结核性、淋病性）和非特异性两种，其临床表现大致相似，往往与精囊炎、附睾炎、后尿道炎同时并存。急性前列腺炎治疗不当，迁延日久可成慢性；慢性前列腺炎的急性发作，与急性前列腺炎的表现无异。根据其临床表现，有会阴部不适或疼痛，尿频有灼热感，小便夹精、遗精等症状。大致相当于中医的"淋病"、"精浊"、"白浊"等病症，其病因病机一般认为思欲不遂或房事过度、相火妄动、湿热下注，与心、脾、肾等脏腑密切相关。

 黄柏汤治慢性前列腺炎

【配方】黄柏 10 克，太子参 10 克，乌梅 10 克，白芍 10 克，金樱子 10 克，覆盆子 10 克，川断 10 克，芡实 15 克，益智仁 15 克，枸杞子 15 克，牡蛎 15 克，桑寄生 15 克，甘草 15 克，知母 6 克，菟丝子 12 克，茯苓 12 克，地龙 12 克，红花 12 克。

【制用法】水煎内服，每日 1 剂。7 天为 1 个疗程。

【功效主治】补肾填精、清热利湿、活血化瘀。主治慢性前列腺炎。

【调养验证】用此方治疗慢性前列腺炎 50 例，均获痊愈。

 黄连治前列腺炎

【配方】黄连 20 克，黄芩 10 克，阿胶（烊化）30 克，鸡子黄 2 枚，白芍 15 克，生栀 20 克，金樱子 20 克。

【制用法】每日 1 剂，水煎，分 2 次服。

【功效主治】滋阴降火，引血归经，安神固精。主治前列腺炎（血精）。

【调养验证】用此方治疗患者15例，均获得良好效果。

 丹参汤治慢性前列腺炎

【配方】丹参9克，泽兰9克，乳香9克，赤芍9克，王不留行9克，川楝子9克，桃仁6克，败酱草15克，蒲公英30克。

【制用法】每日1剂，水煎，内服。1个月为1个疗程。

【功效主治】活血化瘀，清热解毒，化湿利浊。主治慢性前列腺炎。

【调养验证】用此方治疗慢性前列腺炎患者70例，取得较好疗效。

 桃仁赤芍治慢性前列腺炎

【配方】桃仁、赤芍、牛膝各20克，土茯苓、车前子（包煎）、黄柏、白芍各15克，橘核、生甘草各10克，桂枝、制大黄各5克。

【制用法】上药水煎取汁200毫升，日服2次，每次100毫升。

【功效主治】具有通瘀散结、

清热利湿之功效。主治慢性前列腺炎。

【加减】尿浊者，加萆薢15克；性功能减退者，加淫羊藿、菟丝子各15克。

【调养验证】用此方治疗患者50例，痊愈32例，好转14例，无效4例，有效率为92%。

 黄柏汤治慢性前列腺炎

【配方】黄柏、知母、大黄各15克，牛膝20克，丹参30克，益母草50克。

【制用法】每日1剂，水煎服。

【功效主治】清热活血。主治慢性前列腺炎。适用于湿热蕴滞型慢性前列腺炎。

【加减】可随症加减。一般服药3～6剂即见效，可持续服药2～4周后改服丸药（成分同基本方）。每丸含生药5克，每服1丸，每日2～3次，持续服药1～2个月。停药1～2月后再服用。

【调养验证】用此方治疗患者100例，治愈24例，显效20例，好转51例，无效5例，有效率为95%。

前列腺肥大及增生症

前列腺肥大及增生症是指部分男性随着年龄增高，由于体内机能减退，性激素平衡失调而引起尿频、排尿困难、尿潴留、尿失禁及血尿等一种老年泌尿男性生殖系疾病，其发病年龄大多数在50～70岁。

其临床表现，早期为尿频，既排尿次数增多，可见尿急、尿痛及血尿，中期为排尿困难，不能立即排尿，随着梗阻加重，尿流无力变细，甚至点滴不尽，排后仍有尿意感；后期可有尿潴留、尿失禁或血尿，长期严重尿路梗阻，还可造成肾衰竭、酸中毒和消化、心血管及精神症状。

中医名之"精癃"。认为系年老肾虚、败精瘀血阻塞精窍等所致，以排尿困难、滴沥不尽，甚或尿闭为主症的肾系疾病。

方一 萹蓄丹参治前列腺肥大

【配方】萹蓄、瞿麦、车前子(包煎)、冬葵子、丹参各15克，滑石、山栀子、泽泻、王不留行、泽兰、牛膝、桃仁各10克，木通、甘草各5克。

【制用法】上药煎23～30分钟取汁。约300毫升，分2次口服，每日1剂。

【功效主治】清热利湿，通经化瘀。主治前列腺肥大。

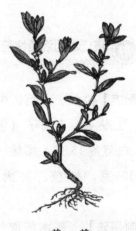

萹 蓄

【加减】血象检查白细胞升高者，加银花15克；小便镜检有白细胞、脓细胞者，加蒲公英 30 克，败酱草 20 克；体温在 38.5℃ 以上者加生石膏（先煎）30 克；伴咳嗽气喘者，加桑白皮 15 克，黄芩 10 克，杏仁 10 克；小腹胀痛明显者，加乌药 10 克，川楝子 10 克；小便混浊如米泔者，加萆薢 15 克；大便秘结者，加酒制大黄 10 克。

【调养验证】用此方治疗患者 33 例，临床治愈（小便通畅，症状消失）25 例，好转（小便通畅，但夜尿仍较多，小腹略有不适）8 例，均全部有效。

 鼠妇虫治前列腺增生症

【配方】鼠妇虫 60 克，琥珀 60 克，鸡内金 60 克，王不留行

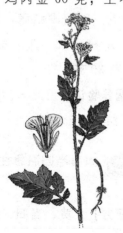

白　芥

60 克，茺蔚子 30 克，白芥子 30 克。

【制用法】上药加少许麝香为引，共研极细末，过筛，炼蜜为丸。每次 3～6 克，每日 3 次，饭后口服。连服 30 天为 1 个疗程。

【功效主治】活血化瘀，消肿通淋。主治前列腺增生症。

【调养验证】用此方治疗前列腺增生症患者 21 例，临床症状全部消失，均获满意疗效。

 黄芪琥珀治前列腺肥大

【配方】生黄芪 100 克，滑石 30 克，琥珀（分冲）3 克。

【制用法】将黄芪、滑石（包煎）2 味加水适量，煎 2 次，取汁和匀，再将琥珀研粉对入。每日 1 剂，分 2～3 次空腹服下。

【功效主治】补气活血利湿。主治前列腺肥大，伴小便如丝，排尿困难，神疲乏力，舌质淡，脉细弱。

【调养验证】用此方治疗患者 52 例。治愈 38 例，好转 13 例，无效 1 例，有效率约为 98.1%。

附睾炎

附睾炎是常见的男性生殖系统疾病之一。有急性和慢性之分。急性附睾炎多继发于尿道、前列腺或精囊感染，慢性附睾炎常由急性期治疗不彻底而引起。本病中医属于"痛"范围，临床表现多为突然发病，阴囊内疼痛、坠胀，并伴有发热、恶寒等全身感染症状，疼痛可放射至腹股沟、下腹部及会阴部。

 黄柏熟地治附睾炎

【配方】黄柏、熟地黄各15克，知母、龟板各12克，猪脊髓（蒸熟对服）1匙，金银花30克，荔枝核20克。

【制用法】每日1剂，水煎，早晚分服。

【功效主治】滋阴清热解毒。主治附睾炎。

【加减】睾丸肿大而痛者，加玄参30克，海藻15克，丹皮5克；胀痛甚者，加橘核15克；微痛者，加赤芍12克，生甘草6克；小腹痛者，加川楝子、延胡索各6克；肿痛硬结者，加海藻15克，川楝子20克；发热者，加败酱草30克。

【调养验证】用此方治疗患者13例，结果全部痊愈。

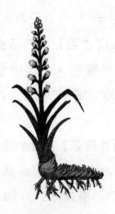

知 母

 大黄当归治急性附睾炎

【配方】大黄、当归、甘草梢各10克，桃仁15克，鸡内金、土茯苓、鸡血藤各 30 克。

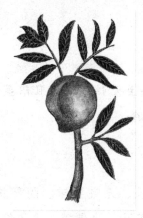

桃

【制用法】每日 1 剂，水煎，分 2～3 次内服。7 天为 1 个疗程。连续用药至症状消失。

【功效主治】急性附睾炎。

【加减】发热者，加苦参、赤小豆、龙胆草；痛甚者，加全蝎、小茴香；下坠感甚者，加炙升麻。

【调养验证】用此方治疗睾丸附睾炎 36 例，用药 2 个疗程治愈 21 例，明显好转 6 例，好转 8 例，无效 1 例，有效率约为 97.2％。

方三 夏枯草药液治急性附睾炎

【配方】夏枯草 30 克，川贝母、白芥子、枳实各 15 克，海藻、昆布、橘核、青皮各 10 克，附片、乌药各 6 克。

【制用法】将上药加水煎 3 次后合并药液，分 2～3 次口服，每日 1 剂。7 天为 1 个疗程。

【功效主治】急性附睾炎。

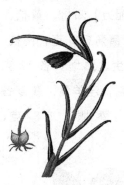

川贝母

【调养验证】用此方治疗急性附睾炎患者 146 例，用药 1～2 个疗程治愈 142 例，显效 4 例，有效率为 100％。

性欲低下症

性欲低下是指正常性交欲望衰退，甚至无性欲，而且阴茎也难以勃起的一种性功能障碍，常与阳痿症并存。

方一 知母黄柏治性欲低下症

【配方】知母、黄柏、王不留行、石菖蒲各9克，肉桂（后下）3克，生、熟地黄各12克，怀山药30克，淫羊藿、茯苓各15克，琥珀（吞服）1.2克，远志4.5克。

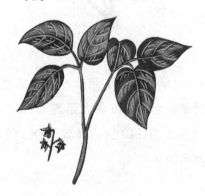

淫羊藿

【制用法】每日1剂，水煎，早晚分服。

【功效主治】温肾壮阳，清降相火。主治性欲低下症。症见性欲冷淡、无性要求、阴部拘紧、畏寒怕冷、小便黄、舌质红、苔黄、脉沉细。

【调养验证】用此方治疗肾阳不足、相火亢盛、性欲低下患者，有较好的效果。

方二 人参柴胡治性欲冷淡

【配方】人参15克，焦白术15克，炙黄芪60克，升麻5克，柴胡10克，陈皮3克，当归15克，炙甘草6克，白芍15克，大枣6枚，杜仲15克，菟丝子15克，淫羊藿15克。

【制用法】水煎，食前服。

【功效主治】精神不振，少气懒言，食欲不佳，腰膝酸软，性欲淡漠，性功能减退。

【调养验证】用此方治疗性欲冷淡患者15例，均取得良好疗效。

方三 鹿茸白僵蚕治性冷淡

【配方】鹿茸、白僵蚕、制附子、柏仁各60克。

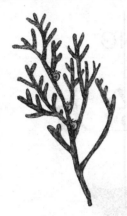

柏 仁

【制用法】共研细末后，装入一号空心胶囊内，紫外线常规消毒备用。每日3次，1次5粒。黄酒或温开水送下。

【功效主治】性冷淡，阳痿，早泄及各种性功能障碍。

【调养验证】用此方治疗性功能障碍患者66例，均获痊愈，有效率为100％。

方四 香附合欢皮治性欲低下症

【配方】香附、合欢皮、娑罗子、路路通各9克，广郁金、焦白术、炒乌药、陈皮、炒枳壳各3克。

【制用法】每日1剂，水煎，早晚分服。

【功效主治】性欲低下症。情志抑郁、肝气不舒所致之性欲低下症。

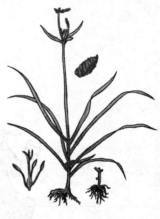

香 附

【调养验证】用此方治疗患者3例，均获满意疗效。

第七章 DIQIZHANG

儿科疾病验方

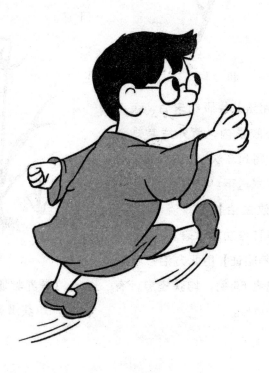

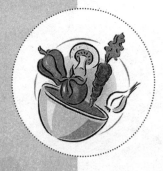

本章看点 ▼

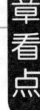

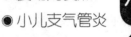

婴幼儿腹泻

　　婴幼儿腹泻是一种胃肠功能紊乱综合征。根据病因不同可分为感染性和非感染性两大类。2岁以下婴儿，消化功能尚不成熟，抵抗疾病的能力差，尤其容易发生腹泻。夏、秋季节是病菌多发期，多种细菌、病毒、真菌或原虫可随食物或通过污染的手、玩具、用品等进入消化道，很容易引起肠道感染性腹泻。表现为每日排便5～10次不等，大便稀薄，呈黄色或黄绿色稀水样，似蛋花汤，或夹杂未消化食物，或含少量黏液，有酸臭味，偶有呕吐或溢乳、食欲减退。患儿体温正常或偶有低热。重者血压下降，心音低钝，可发生休克或昏迷。

方一　扁豆衣茯苓治婴儿腹泻

　　【配方】扁豆衣、茯苓、钩藤（后下）各9克，扁豆花、炒谷芽、炒麦芽、神曲、炒党参各6克，木香2克，炒白术、陈皮各5克。

　　【制用法】上药加水适量，文火煎汁去渣后备用。每日分2次服下，每次量为60～80毫升。

　　【功效主治】婴儿腹泻迁延日久、泄下水分较多，时有肠鸣不畅，平时有湿疹病史，且胆怯易惊，患儿大多以人乳喂养为主。

　　【调养验证】用此方治疗婴儿腹泻患者125例，有效率为98.4%。

方二　茯苓黄芪治婴幼儿腹泻

　　【配方】茯苓20克，黄芪20克，党参10克，板蓝根10克，炒车前子（包煎）10克，苍术8克，藿香8克，木香5克，甘草3克。

　　【制用法】3岁以下小儿药量酌减。水煎内服，每日1剂。

　　【功效主治】小儿腹泻。

　　【调养验证】洪某，女，患儿6岁。因过食生冷，反复腹泻2天，日行8次，水样便，色淡黄，腹胀痛。伴恶心欲吐、口臭纳呆，舌苔厚腻、脉滑有力。证属脾胃失运、清浊失分。治宜健脾燥湿、升清别浊。予此方加葛根 10 克，煎汤内服，日服 5 次，每次 40 毫升。服药 1 天后，大便次数减至 2 次。继服 2 天，大便正常，症状消失，告愈。

 ## 鲜石榴皮治腹泻

【配方】鲜石榴皮 30 克。

【制用法】砸成泥状敷脐，包扎密封固定，24 个小时换药 1 次。

【功效主治】婴幼儿腹泻。

【调养验证】用此方治疗婴幼儿腹泻 24 例，用药 1 次治愈 12 例，2 次 5 例，3 次 4 例，好转 3 例。

 ## 地榆白及治婴幼儿腹泻

【配方】地榆、白及各 30 克。

【制用法】将上药加水 500 毫升，浓煎至 200 毫升。每日早晚各服 1 次，每次 50 毫升，服用时可加少许食糖，一般可连服 2～4 次。

【功效主治】婴幼儿腹泻。

【调养验证】用此方治疗婴幼儿腹泻患儿 15 例，均在服药 2～4 次后获得治愈。

 ## 胡椒治婴幼儿腹泻

【配方】胡椒（黑、白胡椒均可）。

【制用法】研细末，每次1～3克，撒在患儿神阙穴，外用麝香壮骨膏固定，每 24 小时更换 1 次。

【功效主治】温中下气，消痰解毒。主治寒痰食积，脘腹冷痛，反胃，呕吐清水，泄泻，冷痢。适用于腹泻水样便，每日 4～20 次，以腹胀肠鸣为主要表现，大便化验多为仅见脂肪球和食物残渣者。

【宜忌】阴虚有火者忌服。

【调养验证】王某，男，6 个月。腹泻 3 天，排水样大便，每日 20 余次，小便 1 天未下，精神差，面色苍白，口唇干燥，双眼轻度凹陷。经用上方以胡椒外敷神阙穴，3 次即愈。

小儿痢疾

痢疾是一种由痢疾杆菌引起的肠道传染病。痢疾杆菌可随食物通过污染的手、玩具、餐具等进入胃肠道，引起小儿痢疾。多见于2～7岁平素营养好、体格健壮的儿童。好发于夏、秋季。表现为突发高热、面色苍白、四肢冰凉、嗜睡、精神委靡或惊厥等。小儿痢疾的特点是起病急骤、感染中毒症状严重、病情恶化快、病死率高。

方一 苍术治小儿细菌性痢疾

【配方】炒苍术90克，制大黄、制草乌、川羌活、炒杏仁各30克。

【制用法】以上药共研细末，分成1.5克重1包，每日2次，每次1包，儿童酌减。

【功效主治】小儿细菌性痢疾。

【调养验证】用此方治疗患儿96例，痊愈62例，有效28例，无效6例，有效率为93.7％。

方二 白头翁治小儿细菌性痢疾

【配方】白头翁、败酱草、秦皮、川黄连各6克，赤芍5克，生甘草4克。

【制用法】将上药共研为极细末，装瓶密闭备用。用时，每次口服2克，以红糖水送服。

【功效主治】小儿细菌性痢疾。

【调养验证】用此方治疗小儿细菌性痢疾患者109例，用药2～5天治愈107例，显效2例，有效率为100％。

方三 大黄木香治小儿急性菌痢

【配方】生大黄、木香、焦山楂、枳壳、黄柏、槟榔各10克，黄连3克。

【制用法】每日1剂，水煎频服。

【功效主治】清热燥湿，破气消积。主治小儿急性菌痢。

【加减】发热者，加葛根、鸡苏散；赤多白少者，加秦皮、白头翁；白多赤少者，加苍术、川朴、藿香。

【调养验证】用此方治疗患儿80例，治愈73例，好转5例，无效2例，有效率为97.5%。

 乌梅治小儿细菌性痢疾

【配方】乌梅9克，艾叶9克，川椒9克，赤石脂9克，干姜9克，槟榔15克，黄芩15克，黄连9克。

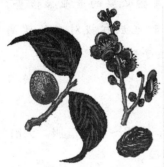

乌　梅

【制用法】上药用剂量根据患儿年龄而定，每日1剂，水煎服。幼儿可分数次服完。煎法：以一定量水浸泡药5分钟。用武火煎开，改文火煮20分钟，煎取药液

少量频服。

【功效主治】燥湿运脾，导滞清痢。主治小儿急性细菌性痢疾。

【调养验证】于某，男，3个月。因发热、解脓血样便，日行10余次，哭吵不安4日，以庆大霉素治疗2天，症状无好转。查肛温39℃，急性热面容，烦躁不安，舌红，苔薄黄，指纹紫滞。诊断为急性细菌性痢疾。处方：黄芩5克，乌梅、艾叶、川椒、干姜、大黄、钩藤（后下）、黄连各1克，槟榔、赤石脂、金银花各3克。服1剂，热退，便次减。去金银花、大黄、钩藤，继服2剂，诸症消失，大便化验正常。

 白蔹治小儿细菌性痢疾

【配方】白蔹、地锦草、黄连、黄芩、广木香、葛根各10克。

【制用法】将上药共研为极细末，装入胶囊内，每粒装药末0.3克，每服3～4粒，每日2～3次。

【功效主治】小儿细菌性痢疾。

【调养验证】用此方治疗小儿细菌性痢疾患儿122例，经用药3～6天后，均获治愈。

婴幼儿发热

　　婴幼儿发热不是一种疾病，而是常见的一种症状。婴儿时期，其大脑皮质发育尚不完全，对刺激的感受、分析和控制能力较弱，对微弱的刺激即可出现调节失常和体温增高现象，所以婴幼儿时期热度的异常升高与疾病的严重程度不一定成正比。如温度稍有增高也不一定有病理意义，只有温度超过其基础体温1℃时才考虑其为病态。小儿在活动或进食后可使体温升高，平时幼儿高于成年人，肛温高于口温0.5℃左右。小儿体温无绝对统一标准，一般以肛温36.2～38℃，口温36～37.4℃为正常体温。

　　婴幼儿发热的原因很多，其中以上呼吸道感染最为常见，其次有肠道感染、泌尿系感染、出疹性疾病、中枢感染（如脑膜炎、大脑炎等）。引起长期发热的原因有结核病、免疫性疾病、结缔组织疾病等。应结合临床表现、实验室检查和某些必要的专业性检查，尽早明确诊断进行治疗，在病因治疗的同时也应积极对症处理高热，以免温度过高反复发生惊厥，致使脑组织受到损害。

方一　党参山楂治小儿夏季热

　　【配方】党参 10 克，山楂、麦冬、杏仁、神曲各 8 克，生石膏（先煎）15 克，蝉蜕、钩藤（后下）、桔梗、藿香各 6 克，五味子、生甘草各 4 克。

　　【制用法】将上药水煎，每日1 剂，分 2～3 次口服。5 剂为 1个疗程。

　　【功效主治】小儿夏季热。

　　【加减】若烦躁不安者，加芍药、地龙各 6 克；若咳嗽较重者，加栝楼、前胡、莱菔子各 8 克；若大便秘结者，加白术、枳实各10 克。

【调养验证】用此方治疗小儿夏季热患者75例，服药1～2个疗程均获痊愈。

连翘当归治儿童低热

【配方】连翘9克，当归12克，蝉蜕、瞿麦各6克，牛蒡子、柴胡、杭芍、防风、滑石（包煎）各5克，车前、木通、栀子各3克，甘草1克。

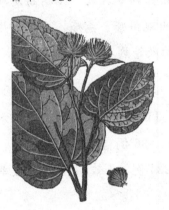

牛蒡子

【制用法】每日1剂，水煎服。

【功效主治】儿童低热。

【调养验证】用此方治疗儿童低热患者30例，均获满意疗效。

玄参麦冬治小儿发热

【配方】玄参4.5克，麦冬4.5克，川贝母3克，葛根4.5克，连翘4.5克，荆芥3克，防风3克，豆豉3克，薄荷2.1克，甘草1.5克。

【制用法】每日1剂，水煎服。

【功效主治】小儿发热。

【调养验证】用此方治疗小儿发热患儿10余例，一般1剂即可热退病愈。

柴胡知母治小儿发热

【配方】柴胡、龙胆草、知母、川芎各6克，茯苓、当归各9克，炙甘草12克。

【制用法】每日1剂，水煎2次，分2～3次服。

【功效主治】解急退热，活血通脉。主治小儿发热。

【加减】兼肺卫症状者，加桔梗、杏仁、黄芩、贝母；兼食积者，加山楂、神曲、麦芽；兼便秘者，加枳壳、大黄；兼湿热者，加薏苡仁、滑石、竹叶、芦根。

【调养验证】用此方治疗小儿低热116例，痊愈103例，好转9例，无效4例，有效率约为96.5%。

水 痘

　　水痘是一种由水痘病毒引发的急性疱疹性呼吸道传染病。该症多见于6个月至6岁小儿，常发于冬、春季节。由风热、湿毒经口鼻进入肺脾，蕴郁肌体，外发肌肉皮肤之上所致。本病传染性极强，主要通过飞沫和接触传播。从症状出现的前一天起，直到皮疹完全干枯结痂，都具有很强的传染性。初起为斑疹，后转变为疱疹、丘疹，大小不一成圆形或椭圆形，颜色澄清或微混浊，此时疱顶高凸，不化脓，邪在表而见发热、咳嗽、头痛、四肢酸软疼痛等症状。此病高发期由于湿热郁蒸气分，因此皮肤、黏膜不断出现斑疹、疱疹、丘疹。热毒内蕴营血，则见面赤、烦躁，重者出现晕厥等热入营血症状。

 石膏知母治小儿水痘

【配方】石膏、知母各12克，牛蒡子、升麻、葛根、浮萍各10克，水牛角、丹皮、紫草、甘草各6克。

【制用法】每日1剂，水煎分4～5次内服。疱疹痒用棉签蘸药液涂患处。

【功效主治】小儿水痘。

【加减】流涕、咳嗽甚者，加薄荷、桔梗；湿重、苔白厚腻者，加苍术；便秘者，加酒大黄；热甚者，加青蒿、银柴胡。

【调养验证】用此方治疗水痘患儿236例（年龄1～3岁），痊愈224例，无效12例，有效率约为94.9％。

 荆芥连翘治水痘

【配方】荆芥、连翘、赤芍、白蒺藜、牛蒡子、淡竹叶、木通各10克，蝉蜕3克，灯草1克。

【制用法】每日1剂，诸药先浸泡30分钟，沸煎5～6分钟后，取汁300毫升，4岁以下患儿频频饮服，4岁以上患儿于上午、下午各分2次服完。

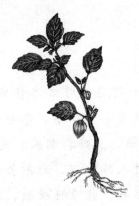

灯笼草

【功效主治】小儿出疹性疾病，如水痘、风疹、过敏性紫癜、荨麻疹、湿疹等，对水痘适于风热挟湿型。

【调养验证】孙某，女，4岁。所在托儿所水痘流行。前一日起发热，体温在37.5～38℃，傍晚躯干皮肤散见小米粒大小的丘疹，并见有散在数个小水泡，自服板蓝根冲剂2袋。次日晨起皮疹及水泡数量明显增多，少数水泡已破溃，舌红，苔白腻，咽稍红，脉滑数。诊断为水痘，证属风热袭肺，上源不利，挟湿外透肌表。治宜清热透疹、利湿解毒。用此方去淡竹叶，加茯苓、黄芩各10克，芦根30克，黄连1.5克。服上方2剂后热退，水痘未再新发，

而旧的开始收没，5剂后水痘痂疹。1周后痂疹脱落而告病愈。

方三 双花玄参治水痘

【配方】金银花、生石膏（先煎）各30克，玄参、紫草、泽泻各15克，薄荷9克，荆芥6克。

【制用法】每日1剂，水煎，分数次服。

【功效主治】小儿水痘。

【调养验证】用此方治疗水痘116例，服药2～5剂均获治愈，其中伴发热者均在服药1剂后体温恢复正常。

方四 双花连翘治水痘

【配方】金银花、连翘、六一散（包煎）、车前子（包煎）各6～10克，紫花地丁、黄花地丁各10～15克。

【制用法】每日1剂，水煎，分2～3次服。药渣煎汤洗患处。

【功效主治】小儿水痘。

【调养验证】用此方治疗水痘患儿114例，其中6～48小时全部退烧，2～4天结痂，均获治愈。

小儿百日咳

　　小儿百日咳是由百日咳杆菌引起的一种急性呼吸道传染病。多发生于5岁以下儿童。一年四季皆可发生，但以冬、春季节最为多见。病程分三期。卡他期主要以流涕、头痛、咽痛、发热、轻度咳嗽等感冒症状为主。约1周左右进入阵咳期，此期长短不一，数天到2个月不等。主要表现为阵发性、痉挛性咳嗽，阵咳后伴有高调的吼声，似鸡鸣，咳嗽时常面红耳赤、涕泪交流、口唇紫绀、表情痛苦，每日发作数次至数十次不等，多于夜间发作。部分患儿可因气管水肿痉挛及黏痰阻塞而窒息引起死亡。阵咳期过后进入恢复期，大约2个月左右痊愈。接种百日咳疫苗后可以预防百日咳的发生。

 百部马兜铃治百日咳

　　【配方】百部10克，马兜铃3克，炙甘草6克，大枣4枚。

　　【制用法】每日1剂，水煎服。

　　【功效主治】降气止咳，补益脾肺。主治百日咳。

　　【加减】本方为治百日咳的基础方。若外感风邪、痰热束肺，证见发热、流涕、咳嗽阵作，夜间尤甚、痰黄、舌质略红、苔薄白、脉滑数者，以此方选加麻黄、防风、前胡、桔梗、大青叶、连翘等；若痰浊互结、肺络受阻，证见痉咳连连，面赤发憋、涕泪俱出、痰黏难咯，咳甚，呕吐黏痰或伴食物者，可予此方选加苏子、葶苈子、鹅管石、沙参、地龙；偏热者，再加毛冬青、蚤休；若肺阴不足，正虚邪恋，病久阴伤，余热留恋，症见低热不退，或五心烦热，咳嗽痰少，盗汗、口干、咽红者，此方加青黛、海蛤粉、沙参、麦冬、五味子、花粉；若中运不健、肺脾两虚、素体虚弱，或病久正伤，症见面色萎黄、咳嗽无力、纳呆便溏、自汗盗汗者，此方加党参、白术、陈皮、法半夏、鹅管石、五味子。

【调养验证】邝某，男，患儿3岁半。咳嗽3个多月，加剧月余，呈阵发性咳嗽，每晚10余次，痰多、时现气促，曾用多种西药未效。舌淡苔薄白，脉细数，双肺音稍粗，未闻罗音。血象：白细胞 9.7×10^9 升，淋巴细胞65%。中性粒细胞29%。证属脾虚痰盛、肺络受阻。处方：麻黄4克，党参、沙参、鹅管石各15克，白术、百部、茯苓各10克，苏子、炙甘草、葶苈子各6克，马兜铃3克，大枣4枚，共服7剂，咳嗽大减，偶尔晚间阵咳1～2次。以此方合六君子汤续进4剂，咳愈。

 大蒜治百日咳

【配方】紫皮大蒜50克。

【制用法】去皮捣烂，加水过滤取汁200毫升，加生猪胆汁100毫升，每1岁按1毫升量计，每次最大剂量不得超过15毫升，每日3～4次，饭前服。

【功效主治】百日咳。

【调养验证】用此方治疗百日咳55例，治愈53例，好转2例，有效率为100%。

 全蝎鸡蛋治百日咳

【配方】全蝎1只，鸡蛋1枚。

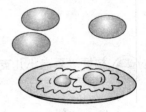

鸡 蛋

【制用法】全蝎炒焦为末，鸡蛋煮熟，用鸡蛋蘸全蝎末食之，每日服2次，3岁以下酌减，5岁以上酌增。

【功效主治】百日咳。

【调养验证】王某，男，5岁，患百日咳，治疗10余天效果不佳，颜面水肿，咳嗽颇剧。用本方5天，诸症皆愈。

小儿支气管炎

小儿支气管炎包括急、慢性支气管炎以及喘息型支气管炎。临床以咳嗽、痰多或干咳，或伴气喘，或见发热等为主要特征。凡能引起上感的病原体皆可引起支气管炎，而细菌与病毒双重感染颇为常见。急性支气管炎多为流感、百日咳、麻疹、伤寒、猩红热等急性传染病的并发症，而慢性支气管炎则多由急性支气管炎治疗不当或未加治疗转变而成。

本病属中医"咳嗽"、"咳喘"等范畴。临床上常可分为风寒型、风热型、痰热型、痰湿型、阴虚肺燥型和肺虚久咳型等。

 桔梗半夏治小儿支气管炎

【配方】桔梗、半夏、五味子、桂枝各9克，生麻黄、细辛各3克，生石膏（先煎）30克。

【制用法】每日1剂，水煎浓

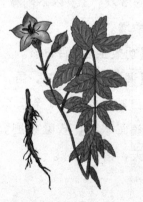

桔 梗

缩后，1岁以下分5次服，1岁以上分3～4次服。

【功效主治】宣肺散寒，清热化痰。主治小儿喘息性支气管炎。

【调养验证】用此方治疗小儿喘息型支气管炎86例，服药1～2剂痊愈69例，其余均服3～5剂而愈，有效率为100%。

 射干大枣治支气管炎

【配方】射干、紫菀、款冬、大枣、五味子各9克，麻黄、半夏各6克，细辛、生姜各3克。

【制用法】每日1剂，水煎

服。3～6剂为1个疗程。

【功效主治】解毒利咽，祛风散寒。主治小儿支气管炎。

【调养验证】用此方治疗小儿支气管炎62例，痊愈36例，显效21例，无效5例，有效率约为91.9%。

白芥子治急性支气管炎

【配方】白芥子30克，面粉90克。

【制用法】先将白芥子研为极细末，与面粉混合均匀备用。用时，将上药用水调成饼，饼的大小视背部面积大小而定。每晚睡觉前敷背部，晨起去掉。一般连用2～3次即可见效。

【功效主治】小儿急性支气管炎。

【调养验证】用此方治疗急性支气管炎患者125例，用药2～3次痊愈者110例，4～5次治愈者15例，有效率为100%。

麻黄治小儿支气管炎

【配方】炙麻黄3～6克，川贝母10～15克，大黄（后下）6～9克，生石膏（先煎）15～20克，桔梗、杏仁、炙杷叶各9克，炙甘草6克。

【制用法】每日1剂，水煎服。

【功效主治】化痰止咳，宣肺平喘。主治小儿支气管炎。

【加减】痰黏者，加海浮石、生蛤壳；咽痒者，加苏叶；咽干者，加麦冬；纳呆者，加焦山楂、焦神曲、焦麦芽。

【调养验证】用此方治疗患儿35例，病程3天至2个月。经治5～7天后，痊愈33例，好转2例。

杏仁桑皮治小儿支气管炎

【配方】杏仁、桑皮、苏子、葶苈子各6克，地骨皮、茅根、前胡各10克，黄芩、栝楼、知母、莱菔子各3克，生甘草1.5克，人工牛黄0.3克（分冲）。

【制用法】每日1剂，水煎，分3～4次服。

【功效主治】清肺解毒，降气平喘。主治小儿支气管炎。

【调养验证】用此方治疗100例小儿支气管炎，服药3～6天，治愈率为95%。

小儿支气管哮喘

　　支气管哮喘是一种常见的小儿呼吸道变态反应性疾病，其病因多种多样，如进食牛奶、鱼、虾、鸡蛋、螃蟹等异性蛋白，吸入花粉、灰尘、兽毛，被螨虫、真菌、细菌感染等，均可为引起哮喘发病的不同抗原。基本特征是毛细支气管痉挛、黏膜水肿、黏液分泌增多，致使毛细支气管管腔狭窄，造成呼气性呼吸困难。另外气候变化、情绪波动、过度劳累、消化障碍等亦可诱发本病。病变多呈阵发性，夜间发病，或白天发作夜里加重，部分患儿呈哮喘持续状态，致使病情加重，患儿可有明显缺氧、发绀、出汗、神志不清等。

　　哮喘患儿男性多于女性，一般预后尚好，多于青春期即终止发作，但个别患儿亦可诱发心力衰竭，必须引起注意。

 蚯蚓治小儿哮喘

　　【配方】蚯蚓。

　　【制用法】蚯蚓焙干，研末，按患儿年龄大小，每次 1～3 克，每日 3 次，连服 3 天。

　　【功效主治】小儿哮喘。对偏高热的小儿哮喘疗效更佳。

　　【调养验证】张某，女，4 岁。咳嗽、哮喘 2 天，不能平卧。曾用青霉素、链霉素及抗喘药治疗无效。患儿父母均有哮喘病。诊断为哮喘。予以蚯蚓粉 15 克，日分 5 次服用。翌日复诊，症状缓解，哮鸣音消失，呼吸音仍粗糙，继服蚯蚓粉 15 克而愈。

方二 白果治小儿支气管哮喘

　　【配方】生麻黄、杏仁、白果、半夏、地龙、甘草各 3 克，射干、五味子各 2 克，茶叶 1 克，生姜 1 片，葱白半根。

【制用法】每日1剂，水煎，代茶饮。此为3～5岁用量，可随年龄增减剂量。

【功效主治】小儿支气管哮喘。

【调养验证】用此方治疗小儿支气管哮喘50例，结果临床治愈36例，显效（哮喘基本控制，两肺哮鸣音未完全消失）11例，无效3例，有效率为94%。

方三 射干治小儿支气管哮喘

【配方】射干、炙地龙、苍耳子、炙苏子、黄芩、姜半夏、白芍各9克，麻黄4.5克，炙紫菀、炙百部各15克，鲜竹沥（另服）30克。

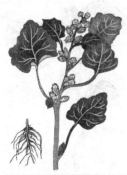

苍 耳

【制用法】每日1剂，水煎服。

【功效主治】宣肺平喘，化痰祛邪。主治小儿支气管哮喘。

【调养验证】汤某，女，11

岁。哮喘反复8年，近两旬哮喘持续发作，昼夜不安，呼吸气促，咳嗽剧烈，不能平卧，痰多白沫，不易咯出，额部多汗，唇紫，苔薄腻花剥，舌青，脉细数，多次急诊用西药未见效果。急拟本方双剂，各煎2汁，24小时分4次服完。第2天仍用本法，第3天起每日1剂，哮喘逐步缓解，20天后哮喘症状完全消失。后以培补脾肾方药调理善后，随访未复发。

方四 桔梗治小儿支气管哮喘

【配方】露蜂房、桔梗、诃子各6克，地龙、百部、白果各10克，苏子12克，天竺黄3克。

【制用法】每日1剂，水煎，分2～3次服。

【功效主治】宣肺降气，祛痰平喘。主治小儿支气管哮喘。

【调养验证】刘某，男，5岁。哮喘反复发作，咳喘不止，喉中痰鸣，呼吸困难，剧时喘憋，整夜不能入睡，服本方3剂咳轻，喘减，精神转佳，只在睡眠时喉中仍有痰鸣音，继服7剂愈。

小儿肺炎

小儿肺炎是一种常见病，按病理解剖可分为大叶性、小叶性（支气管性）及间质性。按病程可分为急性及迁延性。按病因可分为细菌性、病毒性、真菌性、支原体性、过敏性、吸入性及堕积性。婴幼儿肺炎多数为细菌性，且多表现为小叶性肺炎；其次为病毒性，且常以间质性肺炎形式出现。年长儿多为肺炎球菌性肺炎，常以大叶性肺炎形式出现。

临床表现，婴幼儿肺炎起病急，发热或无热（营养不良者），面色苍白，烦躁不安，咳嗽气急，偶有呕吐、腹泻、发绀，肺部可闻散在的湿罗音，X线检查肺部可有散在的小片阴影。年长儿多表现为起病急、高热、寒战、谵妄、咳嗽、呼吸困难、紫绀，白细胞及中性粒细胞增高，X线可见肺部有大片致密阴影。

方一 鱼腥草桃仁治小儿肺炎

【配方】鱼腥草8克，桃仁、杏仁、丹参、桑白皮、浙贝母各6克，桔梗、生甘草各3克，黄芩、地龙、车前子（包煎）各5克。

【制用法】每日1剂，水煎分3次内服，小于2岁者药量减半，少数患儿酌情使用抗生素。

【功效主治】小儿肺炎。

【加减】发热者，加生石膏；痰多者，加天竺黄、姜半夏；便

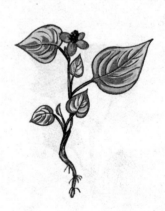

鱼腥草

秘者，加制大黄；便溏者，加炒白术、茯苓。

【调养验证】用此方治疗小儿

肺炎 158 例，治愈 142 例，好转 12 例，无效 4 例，有效率约为 97.5％。

 麻黄甘草治小儿肺炎

【配方】麻黄 1.5～5 克，杏仁 4～8 克，生石膏（先煎）15～25 克，甘草 1～4 克，桔梗 4～10 克，黄芩、金银花各 6～10 克，淡竹叶 10～15 克，陈皮 5～10 克，茯苓 8～10 克。

【制用法】每日 1 剂，水煎服。

【功效主治】小儿肺炎。

【调养验证】用此方治疗小儿肺炎 210 例，其中发热者 200 例，治疗 2 日退热 170 例；喘咳、气急者 190 例，治疗 2～5 日症状消失 180 例；肺部有罗音 208 例，5～7 日消退 183 例。

 甘遂大戟治小儿肺炎

【配方】甘遂、大戟、芫花各 5～10 克。

【制用法】以醋煮沸后晾干，研成细粉，根据年龄及身体状态服用 0.5～2 克，每日服 1 次，用大枣 10 枚煎汤约 50 毫升冲服。

【功效主治】消肿、散结、逐饮。主治小儿肺炎。

【调养验证】用此方治疗支气管肺炎 26 例，大病灶肺炎 3 例，大叶性肺炎 4 例，暴喘型肺炎 7 例，配合一般对症处理及支持疗法，结果治愈 39 例。

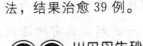 **川贝母朱砂治小儿肺炎**

【配方】川贝母 30 克，朱砂、雄黄、胆南星、天竺黄、川黄连、猴枣、月石各 9 克，琥珀、天麻、橘红、寸麦冬、玄参、枳壳各 15 克，木香 12 克，冰片、牛黄各 3 克。

【制用法】上药共研细末，每次冲服 1 克。

【功效主治】清热化痰、开窍定喘。主治邪热闭肺所致的肺炎喘嗽。

【调养验证】徐某，女，2 岁，高热喘促，咳嗽痰鸣，鼻翼翕动，苔黄腻，指纹紫。X 线检查示右下肺炎。予此方 1 克，冲服，每日 3 次。服药当晚咳喘减轻，热势减退，服用 7 天病愈。

小儿厌食

　　小儿厌食一般是指1～6岁的儿童长期见食不思、胃口不开、食欲缺乏，甚则拒食的一种病症。该病主要是由于饮食喂养不当，损伤肠胃功能而引起的。厌食患儿一般精神状态均较正常，若病程过长，就会出现面黄倦怠、形体消瘦等症状，但与疳证的脾气急躁、精神委靡等一系列症状有所区别。

 皂荚治小儿厌食症

　　【配方】皂荚100克。

　　【制用法】取干燥皮厚、质硬光滑、深褐色的无虫蛀之皂荚，刷尽泥灰，切断，放入铁锅内，先武火，后文火煅存性，剥开荚口，以内无生心为度，研细为末瓶装备用。用时，每次1克，以

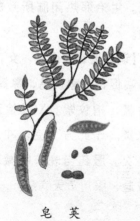

皂荚

红糖适量拌匀吞服。每日2次。

　　【功效主治】小儿厌食症。

　　【调养验证】用此方治疗小儿厌食症患者120例，其中治愈118例，好转2例。

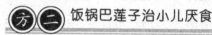 **饭锅巴莲子治小儿厌食**

　　【配方】饭锅巴、面锅巴各150克，怀山药15克，莲子、薏苡仁、白术各10克，焦山楂、焦麦芽、焦神曲各9克，砂仁（后下）6克，甘草3克。

　　【制用法】每日1剂，水煎服。5天为1个疗程。

　　【功效主治】健脾醒胃，消食导滞。主治小儿厌食。

　　【调养验证】李某，男，5岁，患儿因春节期间过食瓜果肥腻之

品，逐渐出现厌食、形体消瘦，经中西医多方治疗，未见好转。刻诊：面色萎黄，脘腹胀满，食少纳呆，尿多便溏，舌淡、苔薄腻。此乃饮食不节、食滞中焦、寒温不当、脾困湿阻。予此方进5剂，患儿饮食倍增，精神好转。效不更方，更进5剂，饮食如常，面色红润。

 苍术鸡内金治小儿厌食症

【配方】苍术6克，炒鸡内金6克，莪术6克，山楂10克，神曲10克，党参10克，麦芽15克，茯苓12克，陈皮8克。

【制用法】诸药水煎取汁150毫升，分3次服，每日1剂。6天为1个疗程。

【功效主治】运脾开胃。主治小儿厌食症。长期食欲缺乏，而无其他疾病；面色少华，形体偏瘦，精神尚好，无腹膨；有喂养不当史。

【调养验证】吴某，男，4岁。形体瘦弱，面色苍白少华，精神尚好，三餐纳食较少已3年，肝功能、X线等检查无异常，血红蛋白略低，平素易感冒，多食即易呕吐，大便软不成形。舌质淡红、苔薄白，脉细弱。诊断：厌食症，脾胃气虚型。用本方加黄芪，配合隔日针刺四缝穴，治疗6天，患儿食欲增强，食量增加，精神好，大便成形，无呕吐。随访近1年，纳食佳，极少感冒，儿体壮实，体重增加。

 藿香半夏治小儿厌食症

【配方】藿香、半夏、厚朴、山楂、神曲、鸡内金、砂仁（后下）各6克，茯苓10克，甘草3克。

【制用法】每日1剂，水煎2遍，分4～6次服。

【功效主治】消食和胃，化浊运脾。主治食滞厌食。证见厌食、腹胀、呃气时作、嗳腐吞酸、手心发热，或夜寐躁扰、大便中夹不消化食物、舌苔白或黄根腻、脉滑、指纹紫等。证属食滞胃脘、脾气困阻者。

【调养验证】用此方治疗24例小儿厌食症，其中23例治愈，1例好转。

小儿消化不良

消化不良主要是指食物进入体内不能完全消化，而无法吸收的一种病症。轻者可没有痛苦，仅仅表现为腹部不适；重者可出现大便次数增多、便下稀水呈蛋花样、食欲减退、腹胀等，并且因食物未完全消化、吸收，身体长期得不到充足的营养而体形消瘦。

 川贝母治小儿消化不良

【配方】川贝母适量。

【制用法】取川贝母粉碎，过80～100目筛后，分装即可备用，每日按每千克体重0.1克，分3次服用。

【功效主治】婴幼儿消化不良。

【调养验证】李某，男，6个月，混合喂养，患消化不良20日，每日大便次数在5次以上，粪便呈黄绿色，并有黏液及未完全消化的食物。患病期间曾用过干酵母、乳酸菌素、鞣酸蛋白等药，均未见效。用此方的次日，大便次数由5次以上减至2次，粪便呈黄色，挟少量不消化的食物，第3日无便，第4日大便恢复正常，停药。

 党参治小儿消化不良

【配方】党参6克，泽泻6克，白术3克，茯苓3克，干姜3克，山药10克，木香5克，砂仁（后下）5克，陈皮8克，乌梅8克，车前子（包煎）8克，甘草8克，焦山楂、焦神曲、焦麦芽各15克，黄连2克。

【制用法】上方加水500毫升，煎汁至90毫升。7～12月龄，每次服10～15毫升；1～1.5岁，每次服15～20毫升；1.5～3岁，每次服20～30毫升。每日3次，5天为1个疗程。病情反复发作者，可在上方基础上进行加减，继用2～3个疗程。

【功效主治】婴幼儿慢性消化

不良。

【调养验证】王某，男，15个月，自出生后大便次数一直偏多，质地稀薄，色黄或绿色，偶带泡沫或奶瓣，脘腹胀满或伴有吐奶、吐食，其症状时轻时重，时作时止。西医诊为慢性糖源性腹泻。曾服用中西药治疗，效果不佳。就诊时症见面色萎黄、神疲、口唇淡白、四肢不温、肌肉消瘦、肛门微红、肌肤无热、舌质淡、苔薄白、脉细数、指纹淡白达气关。中医辨证：脾虚泄泻。治以健脾利湿、和中止泻。予此方7剂。药后溏便渐转成形，临床症状明显好转。二诊上方加扁豆10克，继服5剂，巩固疗效。随访痊愈。

 苍术治小儿消化不良

【配方】焦苍术、砂仁（后下）各150克，炒车前子（包煎）、白术、诃子各100克。

【制用法】将上药共研为极细末，装入瓶内备用。用时，6个月以内每次服1.0～1.5克；6～12个月每次服1.5～2克；1～3岁每次服2～3克，均日服3次，用淡糖盐水送服。若脱水重伴有酸中毒者，则应配合补液。

【功效主治】小儿消化不良。

【调养验证】用此方治疗小儿消化不良患者135例，经用药2～6天，均获治愈。

 车前子治小儿消化不良

【配方】车前子（包煎）6克，泽泻5克，茯苓5克，怀山药5克，甘草3克。

【制用法】每日1剂，水煎服。

【功效主治】婴幼儿单纯性消化不良。用治婴幼儿消化不良性腹泻效佳。

【调养验证】李某，男，10个月，因洗浴受凉而发生腹泻，口服干酵母等药2天，腹泻不止。刻诊：肠鸣腹泻，泻下黄白色水样便，每日6～8次，小便短少，指纹淡红。大便常规：脂肪球（＋＋＋），白细胞0～2个。诊为单纯性消化不良。予此方加藿香、炮干姜、陈皮各3克，服2剂泻止，饮食如常而愈。

小儿缺锌症

小儿缺锌症系指体内锌元素低于正常的一种小儿常见病症。临床以锌低于 110.7 微克，伴厌食达 3 个月以上，形体消瘦，生长发育迟缓等为基本特征。多种原因均可导致微量元素锌的缺乏。本病属中医"疳积"范畴，多因脾胃虚弱、宿食积滞等所致，治以健脾益气、消食化积为大法。

方一 制首乌治小儿缺锌症

【配方】太子参、制首乌各 30 克，白术、茯苓各 24 克，熟地黄 20 克，陈皮 16 克，甘草 10 克。

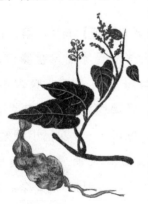

何首乌

【制用法】共研粗末，熬制成糖浆，每瓶 100 毫升，每毫升含生药 1.5 克。小于 1 岁 3 毫升，1～2 岁 4 毫升，2～3 岁 5 毫升，3～4 岁 6 毫升，4～5 岁 7 毫升，5～6 岁 8 毫升，大于 7 岁 10 毫升，均每日 2 次，饭后 2 个小时服，连服 2 个月，同时用含锌较多的食品（如青菜、鱿鱼、核桃、牛肉等）。

【功效主治】缺锌症。

【调养验证】用此方治疗锌缺乏症 100 例，治愈（小儿疳积等体征消失，发育正常）81 例，好转 19 例，有效率为 100％。

方二 太子参治小儿缺锌症

【配方】太子参、象牙丝、白芍、鸡内金、葫芦茶各 9 克，白术 6 克，云茯苓、麦芽各 12 克，谷芽 15 克，甘草 5 克。

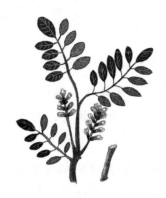

甘　草

【制用法】每日 1 剂，水煎服。15 日为 1 个疗程，1 个疗程后 2 日 1 剂。多食富锌食物。

【功效主治】缺锌症。

【加减】心肝火旺或肝郁乘脾者，去太子参、白术，加决明子 12 克，麦冬 9 克，独脚金 6 克。

【调养验证】用此方治疗缺锌综合征 56 例，经 3 个月治疗，头发锌恢复正常值 42 例，低于正常值 13 例。

 党参扁豆治小儿缺锌症

【配方】党参、白术、茯苓、扁豆、山药、薏苡仁、桔梗各 5 克，砂仁（后下）、陈皮各 3 克，神曲、麦芽各 6 克。

【制用法】每日 1 剂，水煎服。

【功效主治】小儿缺锌症。

【加减】易感冒出汗者，加黄芪；腹胀者，加枳实；皮肤干燥者，加石斛、乌梅。

【调养验证】用健脾和胃治疗小儿缺锌 250 例，治愈 212 例，好转 36 例，无效 2 例，有效率为 99.2%。

 白术黄精治小儿缺锌症

【配方】白术、黄精、麦芽、龙骨（先煎）、莪术各适量。

【制用法】将上药精制加工成冲剂，每日 3 次，1～3 岁者每次服 4～6 克，4～7 岁者每次服 8 克，8～10 岁者每次服 10 克，10 岁以上者遵医嘱，2 个月为 1 个疗程。

【功效主治】脾胃虚弱型小儿缺锌症。

【调养验证】用此方治疗小儿缺锌 203 例，其中痊愈 38 例，显效 141 例，有效 21 例，无效 3 例。服药 3 个疗程，有效率约为 98.5%。

儿童多动症

儿童多动症，又称脑功能轻微失调或轻微脑功能障碍综合征。表现为智力正常，但因其注意力不集中、上课说话、做小动作等，所以学习成绩可能较差，易出现难与他人相处、激惹、动作不协调等。

本病男孩多于女孩，尤其早产儿多见。多在学龄期发病，其病因有人认为与难产、早产、脑外伤、颅内出血、某些传染病、中毒等有关，也有人认为与环境污染、遗传等有关。中医认为心脾两虚、肝阳上亢、湿热内蕴是其主要病因病机。

 鹿角粉熟地治小儿多动症

【配方】鹿角粉（冲服）、益智仁各6克，熟地20克，砂仁（后下）4.5克，生龙骨（先煎）30克，炙龟板、丹参各15克，石菖蒲、枸杞子各9克，炙远志3克。

【制用法】每日1剂，水煎。连服2个月为1个疗程。

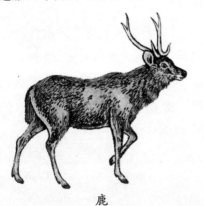

鹿

【功效主治】培补精血，调整阴阳，开窍益智。主治小儿多动症。

【调养验证】用此方治疗小儿多动症20例，其中显效11例，有效6例，无效3例，有效率为85%。

方二 白芍天麻治儿童多动症

【配方】白芍、天麻、珍珠母（先煎）各10克，枸杞子、女贞子、夜交藤、柏子仁、生牡蛎（先煎）各15克，大枣5枚。

【制用法】将上药水煎3次后合并药液，分早、中、晚3次口服，每日1剂。10剂为1个疗程，直至痊愈为止。

【功效主治】儿童多动症。

【加减】若疲倦乏力、纳少便溏者，加白术、茯苓、党参各10克；若阴血不足、面色萎黄者，加鸡血藤、全当归、熟地黄各10克；若夜寐不安者，加远志、炒枣仁各10克。

【调养验证】用此方治疗儿童多动症患者80例，均获痊愈。其中用药1个疗程治愈25例，2个疗程治愈32例，3个疗程治愈23例。

 生牡蛎治小儿多动症

【配方】生牡蛎（先煎）、珍珠母（先煎）、女贞子各15克，白芍、枸杞子、夜交藤各10克。

【制用法】将上药加水浸泡1个小时，煎2次，每次20分钟。将2次煎出药液混合，每日1剂，分3次服。

【功效主治】平肝潜镇，养肾健脾。主治小儿多动症。挤眼、眨眼、耸肩、摇头、手足多动等。

【加减】若见阴血不足、头目眩晕、面色苍白、舌红而干者，加熟地黄10克；脾虚唇淡、舌胖嫩者，加茯苓15克，白术6克；心血不足、精神不振、睡眠多梦者，加炒酸枣仁15克。

【调养验证】汤某，男，8岁。4年来不断眨眼、咧嘴、挺胸、伸颈、仰头、腹肌抽动。多次求医，服镇静药物未效。近月加重，不能上课学习，烦躁易怒，夜寐不实，多梦、纳差，睡间遗尿，舌红，苔白腻，脉弦滑。本方加减，服用3剂后挺胸、耸肩、咧嘴、腹肌抽动停止，夜眠安，继以加减连服数剂，诸症皆愈。未复发。

 熟地黄芪治小儿多动症

【配方】熟地黄15克，黄芪15克，白芍12克，龙骨（先煎）20克，五味子6克，远志6克，石菖蒲6克。

【制用法】每日1剂，水煎服，分2次服。治疗时间最短者1个月，最长者6个月。

【功效主治】滋肾健脾，平肝潜阳，宁神益智，标本兼治。主治小儿多动不安、性情执拗、冲动任性、做事有头无尾、言语冒失、注意力涣散，伴形体消瘦、面色少华、食欲缺乏、遗尿。

【调养验证】用此方治疗18例小儿多动症，均获得了良好疗效。

小儿遗尿症

遗尿，俗称尿床，是一种夜间无意识的排尿现象。小儿在 3 岁以内由于脑功能发育未全，对排尿的自控能力较差；学龄儿童也常因紧张疲劳等因素，偶尔遗尿，均不属病态。超过 3 岁，特别是 5 岁以上的儿童经常尿床，轻者数夜 1 次，重者 1 夜数次，就可能是疾病状态的遗尿，父母应引起注意。本病多见于小儿先天性隐性脊柱裂、先天性脑脊膜膨出、脑发育不全、智力低下、癫痫发作、脊髓炎症和泌尿系感染及尿道受蛲虫刺激等。生理性遗尿不需药物治疗，如是疾病引起的遗尿应从治疗原发病着手。

方一 金樱子治小儿遗尿症

【配方】金樱子、补骨脂、防风、藁本、浮萍、石菖蒲各 10 克，甘草 5 克。

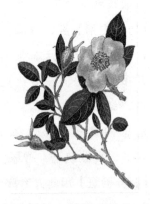

金樱子

【制用法】每日 1 剂，水煎，分 2 次服。

【功效主治】小儿遗尿症。症见 3 岁以上小儿夜间或白天睡眠时小便自遗，醒后方觉。

【调养验证】用此方治疗小儿遗尿症 21 例，治愈 16 例，好转 3 例，无效 2 例，有效率约为 90.5%。

方二 新鲜鸡肠治小儿遗尿症

【配方】新鲜鸡肠 30 克洗净，菟丝子、鸡内金、牡蛎（先煎）各 6 克，五味子、熟附片各 3 克，黄芪 10 克，党参 9 克。

【制用法】每日 1 剂，水煎，分 3 次饭前服。

【功效主治】小儿遗尿症。

【调养验证】用此方治疗小儿遗尿症 20 例，均全部治愈。其中服药 5 剂治愈 3 例，8 剂治愈 13 例，12 剂治愈 4 例。

 生枣仁牡蛎治小儿遗尿症

【配方】生枣仁 15～30 克，牡蛎（先煎）15～30 克，甘草 6～10 克。

【制用法】每日 1 剂，水煎服。

【功效主治】补中益气，收敛固涩。主治小儿遗尿症。

【调养验证】用此方治疗小儿遗尿症，均获满意疗效。

 益智仁白果治小儿遗尿症

【配方】益智仁 100 克，炒山药 30 克，桑螵蛸 40 克，补骨脂 15 克，乌药 30 克，白果 100 克。

【制用法】共为细末，每次可服至 10 克，每日 2 次，早晚温开水冲服，幼儿剂量酌减。

【功效主治】补益肾气，温暖下元。主治小儿遗尿症。

【调养验证】解某，男，14 岁。患儿自 1 岁起，每夜在睡中尿床，冬季或遇冷亦加重，每夜尿床 1～2 次。且小便频数，近年来时感腰酸头晕，曾多方治疗无效，食欲尚可，精神较差，舌淡苔白，脉沉细尺弱。证属肾虚遗尿，此由先天不足、肾气不固、下元虚寒所致。治宜补益肾气、温暖下元。用此方 1 料，每次服用 7.5 克。服完 1 料药后，2 个月内未再尿床，有时稍有腰酸、头晕之感。嘱其仍按上方，再配 1 料服之。尿床再未复发，诸症均除，精神振奋，体力增强。

 党参菟丝子治小儿遗尿症

【配方】党参、菟丝子各 12 克，蚕茧 10 只，补骨脂、金樱子、覆盆子各 9 克，桑螵蛸、黄芪各 15 克，炙甘草 4.5 克。

【制用法】每日 1 剂，水煎服。

【功效主治】小儿遗尿症。

【调养验证】治疗小儿遗尿症 44 例，治愈 24 例，显效 7 例，好转 5 例，无效 8 例。

小儿尿频

尿频是以小便频急而数为特征的病症。1岁以内的婴儿，因脏腑之气未足，气化功能尚未完善，小便次数较多，无尿急及其他不适，不为病态。

本病多发于学龄前儿童，尤以婴幼儿发病率较高。尿频相当于现代医学的泌尿系感染及神经性尿频，本病急性发病者，若及时积极治疗，预后较好，多能痊愈。慢性发病，或反复发作者，则常迁延日久，影响小儿身心健康。

方一 生木瓜治小儿尿频

【配方】生木瓜（大者1个）。

【制用法】将上药切片，泡酒1周。用时，每次用约含生药9克。每日1剂，水煎，服2次。

【功效主治】小儿尿频。

【调养验证】用此方治疗小儿尿频症9例，治愈7例，显效2例。一般患者5剂即愈。

方二 白茅根生地治小儿尿频

【配方】鲜白茅根30克，生地黄10克，木通6克，生甘草、竹叶各3克。

【制用法】将上药加入适量清水浸渍半小时，煮沸后再煎20分钟，每日1剂，2次分服或代茶频饮。一般服5～10剂即可。

【功效主治】小儿尿频。

【调养验证】用此方治疗小儿白天尿频患儿55例，其中，痊愈53例，无效2例。

方三 麻黄杏仁治小儿尿频

【配方】麻黄4.5克，生石膏（先煎）12克，杏仁9克，桔梗9克，怀山药18克，甘草3克。

【制用法】每日1剂，水煎服。

【功效主治】清宣肺气。主治

小儿尿频。

【调养验证】杨某，男，7岁。患儿小便频数已四年余，迄今未愈。因患感冒发热咳嗽，经服中西药后发热减退，但咳嗽尚未痊愈，继而出现小便频数。每天小便数十次，量少，以致患儿停学。曾在各医院治疗无效。前来就诊：患儿每天小便70～80次，无尿痛、尿血与腰痛等症，小便色微黄，化验小便无异常。入睡后小便亦不自遗。咳吐黄色稠痰，口渴，汗出，不发热，面瘦，颜色正常；饮食稍差，精神尚可，大便正常；舌苔薄黄白，有津液，舌质红，脉大数，右脉更大。投上方三剂，水煎服。小便频数已减少1/3，余症同前，原方再服4剂。小便频数已减少大半，每天只解30次左右，咳嗽已止，脉略数，已不大，仍守前方再服4剂以清余邪。小便已不频数，与常人同样，舌苔脉象均已正常。

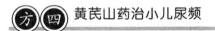
方四 黄芪山药治小儿尿频

【配方】炙黄芪12克，益智仁10克，桑螵蛸10克，焦白术6克，乌药6克，制附片6克，山药15克。

【制用法】上药加冷水适量浸泡20分钟，将头煎和二煎共煎成200毫升药汁。小于3岁者，日服100毫升；大于3岁者，日服200毫升。

【功效主治】小儿尿频。属肺脾气虚、命门火亏者。

【加减】若挟有湿热尿痛者，加萹蓄、六一散（包煎）各10克；挟有食滞纳减者，加陈皮6克、焦山楂10克；阳虚小便清长者，加肉桂末（冲服）3克；气虚少动者，加党参10克。

【调养验证】王某，男，4岁。小便频数，难以控制，在幼儿园每节课（40分钟）如厕2～4次，夜间4～6次。偶有尿床，纳食稍减，若专心于某事则小便如常。舌质淡，苔白腻，脉滑。诊断尿频，属肺脾气虚夹有食滞。予上方加陈皮6克，焦山楂、石菖蒲各10克。2天之后小便如常，纳食增加。

用该方治疗小儿尿频30例，其中服药3天症状消失者20例，服药6天痊愈者7例，服药半月而愈者3例，有效率为100％。

婴儿湿疹

　　婴儿湿疹是指2个月至2岁的幼童具有遗传倾向的变态反应性皮肤病。其皮疹多见于颜面、前额及下颌，可延及头顶肩臂，甚则可波及全身，呈对称性分布。皮疹形态不一，白红斑、丘疹、疱疹，以致渗液、结痂和脱屑，轻重不等的皮损可同时出现。湿疹以瘙痒、反复发作为特征。

方一 白英大枣治婴儿湿疹

　　【配方】半边莲、乌韭、白英各15克，金银花6克，红枣7个。

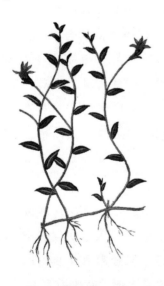

半边莲

　　【制用法】上药以净水600毫升煎取200毫升，去渣以汤药代水饮。婴幼儿可用奶瓶吮服，分3～4次服完。日服1剂。1个疗程为5～10剂。

　　【功效主治】清热解毒，益气养血。主治婴儿湿疹。

　　【加减】大便溏者，加葛根6克。

　　【调养验证】用此方治疗婴儿湿疹80例，治愈60例，显效16例，无效4例，有效率为95%。

方二 苍耳子百部治婴儿湿疹

　　【配方】苍耳子、蛇床子、地肤子、苍术、白鲜皮、生大黄、黄柏、知母、蒲公英、苦参、野菊花、百部、生甘草各 100 克。

【制用法】水煎外洗患处，每日 3 次。

【功效主治】婴儿湿疹。

【调养验证】用此方治疗小儿湿疹 123 例，痊愈 120 例，显效 3 例，有效率为 100%。

地肤子枯矾治婴儿湿疹

【配方】地肤子、蛇床子各 15 克，枯矾 9 克。

【制用法】每日 1 剂，水煎浓缩，分 2 次涂洗患处。

【功效主治】婴儿湿疹。

【调养验证】用此方治疗婴儿湿疹 11 例，用药 1～3 剂，结果全部治愈。

丹参茵陈治婴儿湿疹

【配方】丹参、茵陈、败酱草各 30 克，苦参 25 克，黄柏、通草各 15 克。

【制用法】将上药水煎 3 次后合并药液（约 200 毫升），取其中 100 毫升分 3 次口服；余液外洗患部，每日 2～3 次，每日 1 剂。

【功效主治】婴儿湿疹。

【调养验证】用此方治疗小儿湿疹 60 例，均获治愈。

莲子心玄参治婴儿湿疹

【配方】莲子心、连翘心、玄参、生地黄各 6 克，栀子心 3 克，茯苓皮、车前子（包煎）、甘草各 9 克，木通 4.5 克，灯心草 3 扎。

【制用法】每日 1 剂，水煎服，早晚分服。

【功效主治】清热泻火，燥湿止痒。主治婴儿湿疹。

【调养验证】用此方治疗婴儿湿疹 38 例，短期治愈 31 例，显效 7 例。

双花连翘治婴儿湿疹

【配方】金银花、连翘、苍术、牛蒡子各 9 克，薏苡仁 12 克，赤芍 6 克，白芷、荆芥穗各 4.5 克，蝉蜕、生甘草各 3 克。

【制用法】每日 1 剂，水煎服。

【功效主治】婴儿湿疹。

【调养验证】用此方治疗婴儿湿疹 60 余例，均获良好效果。

小儿惊厥

　　惊厥又称抽风，是小儿时期较常见的紧急症状，各年龄小儿均可发生，尤以6岁以下儿童多见，特别多见于婴幼儿。多由高热、脑膜炎、脑炎、癫痫、中毒等所致。惊厥反复发作或持续时间过长，可引起脑缺氧性损害、脑水肿，甚至引起呼吸衰竭而死亡。本病初发的表现是意识突然丧失，同时有全身的或局限于某一肢体的抽动，还多伴有双眼上翻、凝视或斜视，也可伴有吐白沫和大小便失禁。而新生儿期可表现为轻微的全身性或局限性抽搐，如凝视、面肌抽搐、呼吸不规则等。中医学认为惊厥是惊风发作时的证候。

 鱼腥草钩藤治小儿惊风

　　【配方】 鱼腥草、黄荆条各30克，钩藤（后下）10克。

　　【制用法】 加水煎，去渣，分数次服，每日1剂。

　　【功效主治】 小儿急惊风。

　　【调养验证】 用此方治疗小儿急惊风15例，均获痊愈。

 生石膏朱砂治小儿惊厥

　　【配方】 生石膏（先煎）50克，代赭石（先煎）25克，朱砂0.2克，巴豆霜2克。

　　【制用法】 共研细末。小于6个月的服0.2克/次，大于6个月的服0.25克/次，1～3岁0.3

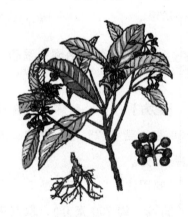

朱砂根

克/次，3～5岁0.5克/次，5～7岁1克/次。每4小时服1次，日服 3 次。

【功效主治】小儿惊厥。

【调养验证】用此方治疗婴幼儿惊厥，效果良好，最佳者服药后惊厥即止。

 蜈蚣僵蚕治小儿惊风

【配方】炙赤蜈蚣 1 条，僵蚕、炮胆南星各 3 克，麝香 0.3 克，猪牙皂角（略炒存性）3 克。

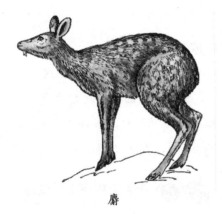

麝

【制用法】上药共研极细末，贮瓶备用，勿泄气。以手沾生姜汁蘸药末少许擦牙，或用姜汁调药末呈稀糊状，滴入口内 2～3 滴。

【功效主治】通窍开关。主治小儿惊风、牙关紧闭。

【调养验证】采用此方屡用屡验，涎出自开。

 金银花治小儿惊风

【配方】金银花 9 克，猪胆 1.5 克，甘草 3 克。

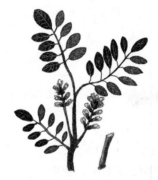

甘草

【制用法】每日 1 剂，水煎服。

【功效主治】小儿惊风。

【调养验证】用此方治疗小儿惊风 7 例，服药 1～2 剂，均获治愈。

小儿夜啼

夜啼是指婴儿白日嬉笑如常而能入睡，入夜则啼哭不安，或每夜定时啼哭，甚至通宵达旦，少则数日，多则数月，故又称夜哭。其原因有多种，如腹部受寒、过食炙烤之物、暴受惊恐、体质较弱及父母体质素虚等。有的因营养过多、运动不足，有的因怕黑；而处在兴奋状态的小孩，也会常常夜啼，尤其是有神经质或腺病质的小孩，更有夜哭不停的情形发生。

钩藤薄荷治小儿夜啼

【配方】钩藤（后下）、薄荷、炒酸枣仁各4克，蝉衣2克。

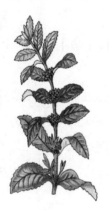

薄 荷

【制用法】将上药水煎3次后合并药液，分早晚2次口服，每日1剂。若3剂不愈者，视为无效。

【功效主治】小儿夜啼症。

【调养验证】用此方治疗小儿夜啼患者63例，服药1～3剂治愈61例，好转2例。

方二 沙参山药治小儿夜啼

【配方】北沙参、麦冬、山药、蝉蜕各5克，寒水石（先煎）、龙齿（先煎）、酸枣仁各6克，珍珠母（先煎）10克，薄荷、生甘草各3克。

【制用法】每日1剂，水煎，分早、中、晚3次口服。3剂为1个疗程，直至痊愈。

【功效主治】小儿夜啼。

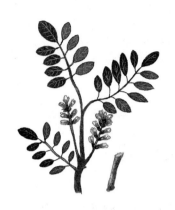

甘　草

【调养验证】用此方治疗小儿夜啼患者 47 例，均在服药 1～2 个疗程后获得治愈。

 麦冬灯心草治小儿夜啼

【配方】麦冬 8 克，朱砂 0.1 克，灯心草 0.5 克。

【制用法】将上药盛于小碗内，加热开水 40 毫升浸泡，待煮饭熟时，置于饭面上加蒸（或置于锅内隔水蒸）即可。每日 1 剂，中午及晚上睡前各服 1 次，注意，朱砂不可和铝制品接触。

【功效主治】重镇安神，养阴生津。主治小儿夜啼症。

【调养验证】用此方治疗患儿 10 余例，临床疗效满意。

 蝉蜕远志治小儿夜啼

【配方】蝉蜕 15 枚，薄荷、远志各 6 克，茯神、灯心草各 9 克，黄连、龙齿（先煎）各 3 克。

【制用法】水煎 2 次，取煎汁 30 毫升，加白糖适量。在下午或晚上服5～10毫升。另用朱砂少许抹于小儿双手心或双脚心，可试用。

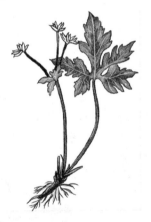

黄　连

【功效主治】息风止痉，养心安神。主治小儿夜啼。

【调养验证】郭某，男，2 岁，患小儿夜啼 4 个月，用上方治疗 3 天获愈。随访未复发。

五官科疾病验方

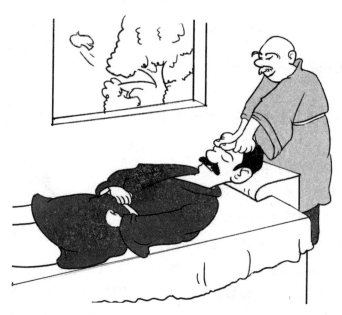

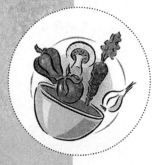

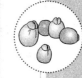

本章看点 ▼

牙 痛

俗话说："牙痛不算病，痛起能要命。"可见牙痛给人造成的痛苦之大。牙痛是由牙病引起，可分以下几种情况：龋齿牙痛为牙体腐蚀有小孔，遇到冷、热、甜、酸时才感到疼痛；患急性牙髓炎是引起剧烈牙痛的主要原因；患急性牙周膜炎，疼痛剧烈，呈持续性的跳痛；急性智齿冠周炎，主要是第三磨牙位置不正，牙冠面上部分有牙龈覆盖和食物嵌塞，容易发炎而致该症。

 方一 地骨皮茶治牙痛

【配方】地骨皮 50 克。

【制用法】水煎，代茶饮。

【功效主治】上火牙痛。

【调养验证】刘某，男，36岁。某日饮酒、食肥甘之味导致牙龈肿痛甚剧，此属实热。服上方 1 天后，痛止肿减。

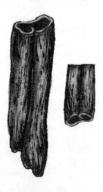

地骨皮

方二 花椒樟脑治牙痛

【配方】花椒 9 克，荜茇、樟脑各 6 克。

【制用法】水煎取浓缩液，外涂患处（或浸棉球，置于上、下齿间，咬紧）。

【功效主治】牙痛。

【调养验证】用此方治疗牙痛28 例，其中治愈 26 例，缓解 2 例。

方三 胡椒绿豆治牙痛

【配方】胡椒、绿豆各 10 粒。

【制用法】将胡椒、绿豆用布包扎，砸碎，以纱布包作一小球，痛牙咬定，涎水吐出。

【功效主治】清热止痛。主治因炎症和龋齿引起的牙痛。

【调养验证】用此方治疗牙痛40例，有效率为97.5％。

 芒硝治牙痛

【配方】芒硝3克。

【制用法】上为1次量，置于患处，噙化服。

【功效主治】泻火润燥。主治牙痛。

【调养验证】采用此方治疗牙痛150例，治愈108例。其中虚火牙痛50例，治愈19例；牙痛伴牙龈红肿100例，治愈89例。

 萹竹蓼治牙痛

【配方】萹竹蓼100克。

【制用法】每日1剂，水煎，分2次服。

【功效主治】清热杀虫。主治牙痛。

【调养验证】采用此方治疗牙痛81例，除1例因牙周炎已化脓而无效外，其余80例均在服药2～3

天后疼痛消失。有效率98.8％。

 白芷冰片膏治牙痛

【配方】白芷、细辛、制川乌、制草乌、冰片各10克。

【制用法】将上药共研细末，过80目筛，混合后用适量医用凡士林调成膏状。将龋洞内食物残渣清除后，取药膏适量放入龋洞。

【功效主治】祛风散寒，散热止痛。主治龋齿痛、风火牙痛、胃火牙痛，尤以龋齿痛效最佳。

【宜忌】切记将药膏放入龋洞内，如误落入口中，应立即用清水漱口。

【调养验证】王某，男，17岁。龋齿疼痛4年，时重时轻，某日加重，疼痛难忍，涕泪俱下，夜不能入睡，曾用数种药物效不显。查见牙有龋齿空洞如大米粒大小。将龋洞内的食物残渣剔除后，取药膏适量直接放入龋洞内，上覆一小棉球，上下牙轻轻咬合。用药2分钟，痛止。又用1次，疼痛至今未复发。

牙周病

　　牙周病是人类疾病中分布最广的疾患之一，其特点是牙周组织呈慢性破坏而自觉症状不明显，多为一般人所不注意，一旦发生牙齿出血、溢脓、牙齿松动、移位或出现牙周脓肿，或者症状加剧始来就医。若牙周病未经有效治疗，其牙齿丧失的数目常不是单个的，而是多数牙甚至全口牙同时受累。牙周病在成年之前很少发生，而在青壮年后发病迅速。随着年龄的增高，患病的人数增加，而且病情加重。因此牙周病的早防早治很重要。牙龈出血、口臭是它的早期症状，一旦发现应早做治疗。中医学称之为"牙齿动摇"、"牙齿松动"、"齿动"。

 生地连翘汤治牙周病

　　【配方】生地黄、连翘各12克，丹皮、升麻、当归、大黄各10克，黄连、竹叶各6克，生石膏（先煎）30克，天花粉15克。

　　【制用法】每日1剂，水煎，分2次服。

　　【功效主治】清热止痛。主治急性牙周炎。

　　【调养验证】用此方治疗急性牙周炎患者56例，其中，痊愈32例，显效19例，有效4例，无效1例，有效率约为98.2%。治愈的32例患者，一般服药3～5剂即愈。

方二 滑石粉治牙周病

　　【配方】滑石粉18克，甘草粉6克，朱砂面1克，雄黄1.5克，冰片1.5克。

　　【制用法】共研为细面，早晚刷牙后撒患处；或以25克药面对60克生蜜之比，调和后早晚涂患处。

　　【功效主治】清热解毒，消肿

止痛，化腐生肌，收敛止血。主治慢性牙周炎。

【调养验证】用此方治疗 74 例患者，男 42 例，女 32 例，年龄最小者 10 岁，最大者 40 岁，病程均在半年至 2 年以上，疗程为 15 天至 3 个月。治疗后其中 62 例获痊愈，9 例显效。

 桃柳树皮清热治牙周病

【配方】桃树皮 4 克，柳树皮 4 克，白酒适量。

【制用法】白酒放入沙锅，以文火煎煮桃柳树皮，趁热含酒液漱口。当酒液含在口中凉后即吐出，每日漱数次。

【功效主治】清热止痛，祛风散肿。主治风火牙痛和牙周发炎。

【调养验证】用此方治疗患者 36 例，结果治愈 21 例，显效 13 例，无效 2 例，有效率约为 94.4%。

 白酒鸡蛋治牙周病

【配方】白酒 100 毫升，鸡蛋 1 个。

【制用法】将白酒 100 毫升倒入瓷碗内，用火点燃后，立即将鸡蛋打入酒中，不搅动，不放任何调料，待火熄蛋熟，晾凉后 1 次服下，每日 2 次。

【功效主治】清热止痛。主治牙周炎。

【调养验证】临床疗效：治疗牙周炎患者 167 例，治愈 159 例，一般服 1～33 次而愈，无效 8 例。凡属实热症牙周炎，屡用屡效。

 石膏生地治牙周病

【配方】生石膏（先煎）30 克，生地黄、天花粉各 20 克，丹皮、连翘、当归各 15 克，升麻、黄连、竹叶、大黄、虎杖各 10 克。

【制用法】每日 1 剂，水煎服，分 2～3 次内服，连续用药至症状消失止。

【功效主治】急性牙周炎。

【调养验证】采用此方治疗急性牙周炎患者 50 例，其中痊愈 28 例，显效 17 例，有效 4 例，无效 1 例，有效率为 98%。

口　疮

　　口疮即口腔溃疡，是口腔黏膜疾病中最常见的溃疡性损害，具有周期性复发的规律，所以常称为复发性口疮。历代医家将口疮的病因、病机概括分为虚、实两类。实证的表现是：发病迅速，病程短，一般7～10天逐步愈合，愈后不留斑痕；溃疡好发于口腔前半部，多见于唇、舌、颊、口底等部，龈、腭少见；初起的红赤稍隆起，中央出现溃点，逐渐扩大凹陷，呈绿豆粒大或黄豆粒大小，圆形或椭圆形，表面多覆有黄白色膜，周围绕有红晕。虚证的表现是：发病稍缓，病程长，易反复发作，间歇期时间长短不等，终年不断，此起彼伏；溃疡多发于口腔前半部，但久病者逐渐向口腔后部移行，侵及软腭及腭弓；溃疡大小不等，周围微红不肿；溃点数量少而分散；溃疡疼痛轻微或不痛。本病属中医"口疳"、"口疮"范畴，发病与心肾不交、虚火上炎或脾胃湿热有关。治宜滋阴清火、清泄胃热。

 滑石硼砂治口疮

【配方】生硼砂30克，朱砂3克，飞滑石55克，琥珀6克，冰片4克，甘草20克。

【制用法】将上药各研为细末，再将朱砂与硼砂和匀，共研为极细末（中医的传统说法称"套色"）后，诸药和匀，共研成飞末，装入瓶内备用。用时，将药粉外涂在溃疡面上即可。每日3次，痛甚不能进食者，饭前可加涂1次。

【功效主治】口疮。

【调养验证】用此方治疗口疮患者52例，效果颇佳。其中，用药1天内痛止者13例，2天内痛止者22例，3～6天内痛止者10例，余者均有好转。5天内溃疡面愈合者26例，10天内愈合者

13 例，余者均较前缩小。

苍术五倍子治口疮

【配方】苍术 15 克，五倍子 9 克，甘草 3 克。

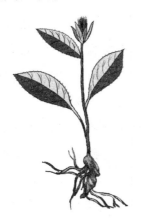

苍　术

【制用法】每日 1 剂，水煎，分 3 次口服。

【功效主治】口疮。

【加减】舌质红、苔黄腻者，加黄柏；食少纳呆者，加砂仁。

【调养验证】用此方治疗口疮患者 7 例，均获治愈。其中最快者服药 3 剂，最慢者服药 9 剂。

蒲公英治口疮

【配方】蒲公英（鲜品）150 克。

【制用法】将上药煎浓汁，漱

口兼口服，每日 2 次。

【功效主治】复发性口疮。

【调养验证】张某，女，45 岁。口腔溃疡糜烂多年，舌面和口唇各有赤小豆样大小溃疡点多个，舌边及上腭黏膜有糜烂点多个，口臭。曾外擦青梅散、冰硼散，内服维生素 B_2、维生素 C 均无效。嘱其采蒲公英鲜品，每次用 125 克煎浓汁，按上方服用。治疗 5 日即痊愈。1 年后随访，未见复发。

肉苁蓉治口疮

【配方】肉苁蓉适量。

【制用法】将上药研粉，过筛，每次温开水送服 10 克，1 日 3 次。

【功效主治】复发性口疮。

【调养验证】孙某，男，28 岁。患多发性口腔溃疡一年余，口腔唇内有多个圆形溃疡。西医诊为复发性口疮，中医诊为口疳。按上方处以肉苁蓉散 300 克，每次 10 克，每日 3 次，温开水送服。10 天后口疮痊愈，随访 1 年，再未复发。

扁桃体炎

扁桃体炎为腭扁桃体的非特异性炎症，有急慢性之分。急性扁桃体炎多见于10～30岁的青年人，好发于春、秋季节，通常与急性咽炎同时发生，主要由细菌感染而引起，常见致病菌为溶血性链球菌、葡萄球菌和肺炎双球菌。细菌通过空气飞沫、食物或直接接触而传染。慢性扁桃体炎多由扁桃体炎的急性反复发作或隐窝引流不畅，细菌在隐窝内繁殖而导致，也可继发于某些急性传染病，如猩红热、麻疹、白喉等。扁桃体炎的反复发作，除可引起明显的局部症状外，还可成为身体的一个重要隐患，在某些诱发因素存在的情况下，促使发生各种疾病或原有疾病发生恶化，特别是儿童时期慢性扁桃体炎的反复发作，容易合并风湿病、肾小球肾炎、风湿性心脏病等，应当引起重视。扁桃体炎中医上称为"乳蛾"、"喉蛾"，中医认为外感风热毒邪是本病发生的主要原因。本病急性者多为风火热毒之证，慢性者多属阴亏燥热之候。治疗当以清火、滋阴、润燥为基本法则。

 大黄柴胡汤治扁桃体炎

【配方】生大黄（后下）6～10克，软柴胡6～9克，淡黄芩6～9克，金银花10～15克，连翘壳10～15克，射干10克，夏枯草10克，蒲公英10～15克。

【制用法】每日1剂，水煎服，渣再煎，连服2～3剂。外用喉蛾散吹喉，每日5～6次。

【功效主治】清热解毒，通腑泄热。用治急性化脓性扁桃体炎，证见咽喉疼痛、吞咽困难、畏寒发热或寒热往来、大便干结、小便短赤、舌质红、苔白或黄白相间、脉浮数或弦滑数。

【加减】表热盛者，加薄荷叶；里热甚者，加生石膏、川黄连。

【调养验证】用此方治疗急性化脓性扁桃体炎患者52例，痊愈

46 例，好转 4 例，无效 2 例，有效率约为 96.2％。

方二 三黄玄参汤治扁桃体炎

【配方】黄芩 9 克，黄连 3～5 克，大黄 1～4 克，玄参 15 克，升麻 10 克，炙甘草 6 克，山豆根 12 克。

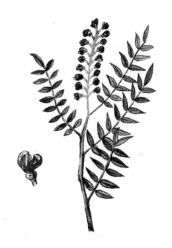

山豆根

【制用法】水煎服，每日 1 剂，少量多次频服。

【功效主治】清热解毒，清心降胃，利咽散结。主治热毒型小儿急性扁桃体炎。

【调养验证】江某，女，4 岁。原喉核肥大Ⅱ度，发热夜甚，半月余。曾用青霉素治疗，效果欠佳，求服中药治疗。症见：发热、精神欠佳、唇干舌燥、咽部发红、喉核大如红枣、吞咽疼痛、舌红苔黄、脉数。心肺无异常。证属风热毒邪搏结喉核。治以解毒消肿。予基本方加栀子 10 克，生石膏（先煎）15 克，灯心草 12 克，白茅根 18 克。服药 3 剂后热退，喉核肿消，诸症自除。

方三 银花连翘汤治扁桃体炎

【配方】金银花、连翘各 25 克，玄参、生石膏（先煎）各 30 克，山豆根 15 克，黄连、牛蒡子、酒大黄、黄芩各 9 克，桔梗、甘草各 10 克。

【制用法】每日 1 剂，水煎，分 3～4 次内服。儿童剂量酌减。并耳垂放血数滴，每日 1 次。

【功效主治】扁桃体炎。

【调养验证】用此方治疗扁桃体炎 100 例，用药 1～2 天后，其中治愈 85 例，有效 12 例，无效 3 例，有效率为 97％。

咽 炎

咽部炎症（简称咽炎）有急性和慢性之分。

急性咽炎是发于咽部的急性炎症。本病常为上呼吸道感染的一部分，多由急性鼻炎向下蔓延所致，也有开始即发生于咽者。临床主要表现为咽部红、肿、热、痛，吞咽困难，可伴有全身症状。中医称本病为"急喉痹"或"风热喉痹"，基本病机为风热毒邪侵袭，内犯肺胃，外邪引动肺胃火热上蒸咽喉。

慢性咽炎是咽部黏膜的一种慢性炎症，多因屡发急性咽炎治疗不彻底而转为慢性，其次是烟酒过度、嗜食刺激性食物、常接触污浊空气、鼻塞而需张口呼吸等，均可诱发本病。主要为咽部不适感，如灼热感、痒感、干燥感或异物感，咽部常有黏性分泌物，不易咳出，早晨刷牙常引起反射性恶心欲吐。中医称本病为"慢喉痹"或"虚炎喉痹"，基本病机为肺肾阴虚，虚火上炎，灼伤咽喉。

 野蔷薇根汤治咽炎

【配方】鲜蔷薇根100克。

【制用法】洗净泥土，劈成块，煎汁频饮，2个小时内服完头次煎汁。

【功效主治】急性咽喉炎，牙龈炎。

【调养验证】李某，男，52岁。中午进餐时，感咽间作痛不利，以为劳累所致，休息可愈。至下午4时已不能吞饮食。挖鲜蔷薇根块约90克，洗净煎水予服。开始仅能缓缓含入，渐至可成口而饮。晚煎2煎，顿饮约300毫升。翌晨病愈。

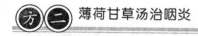 **薄荷甘草汤治咽炎**

【配方】薄荷、甘草、桔梗各3克，麦冬、板蓝根、玄参、生

地黄各 6 克，菊花、金银花、白茅根、莲藕节各 10 克。

【制用法】每日 1 剂，水煎服。

【功效主治】疏散风热，解毒利咽。主治急性咽炎。

【调养验证】用此方治疗急性咽炎 200 例中，显效 178 例，有效 18 例，无效 4 例，有效率为 98％。一般连服 3 剂即可控制症状，服药 6 剂即可痊愈。

 麝香消肿散治咽炎

【配方】硼砂 20 克，赤石脂 20 克，朱砂 3 克，儿茶 3 克，血竭 3 克，荸荠粉 10 克，麝香 1.5 克，冰片 1 克，薄荷霜 1 克。

【制用法】先将前 5 味药研成细面，再加入后 4 味药，共研极细粉，分装瓶内，封固备用。用时，取药粉适量，用喷粉器吹撒患处，日 3 次。或用药粉 6 克，生蜜 100 毫升，调匀涂布患处，每日 3 次。

【功效主治】急性咽炎。

【调养验证】冯某，男，25 岁。患急性咽炎，服用和注射抗生素 3 天无效。咽部疼痛，吞咽食物疼痛加重。检查：咽喉部黏膜红肿。用本方吹咽喉 3 天，诸症消失。

 白芷蒲黄散治咽炎

【配方】白芷、生蒲黄（包煎）、煅人中白、生甘草各 30 克，冰片 6 克。

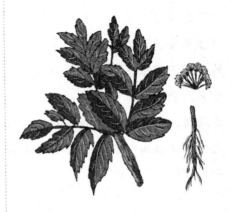

白芷

【制用法】上药共研极细末，用喷粉器直接均匀地吹布于咽部。

【功效主治】清热解毒，祛瘀化痰，利咽止痛。主治慢性咽炎，适用于咽部干燥不甚、红肿痛痒者。

【调养验证】用此方治疗慢性咽炎 80 例，结果痊愈 52 例，好转 24 例，无效 4 例，有效率为 95％。

鼻　炎

鼻炎包括急性鼻炎和慢性鼻炎。

急性鼻炎是常见的鼻腔黏膜急性感染性炎症，往往为上呼吸道感染的一部分。临床主要表现为鼻塞、流涕伴有嗅觉减退，闭塞性鼻音。中医称之为"伤风鼻塞"，基本病机为风寒或风热之邪上犯鼻窍，宣降失常，清窍不利。

慢性鼻炎是一种常见的鼻腔和黏膜下层的慢性炎症。通常包括慢性单纯性鼻炎和慢性肥厚性鼻炎，后者多由前者发展而来。本病的发病原因很多，但主要是由急性鼻炎反复发作或治疗不彻底转化而来。长期吸入污染的空气，如水泥、烟草、煤炭、面粉等也是致病原因。另外，许多全身慢性疾病，如贫血、糖尿病、风湿病等以及慢性便秘均可引起鼻腔血管长期瘀血或反射性充血而致病。

 丝瓜藤炖猪肉治鼻炎

【配方】丝瓜藤（取近根部位）2～3米，瘦猪肉60克，盐少许。

【制用法】将丝瓜藤洗净，切成数段，猪肉切块，同放锅内加水煮汤，临吃时加盐调味。饮汤吃肉，5次为1个疗程，用1～3个疗程。

【功效主治】清热消炎，解毒通窍。主治慢性鼻炎急性发作、萎缩性鼻炎之鼻流脓涕、头痛。

【调养验证】用此方治患者21例，结果治愈12例，好转7例，无效2例，有效率约为90.5%。

 桂枝苍耳饮治鼻炎

【配方】桂枝、苍耳子、白芷、防风、川芎各10克，鱼腥草、连翘各20克，辛夷、桔梗、细辛各6克，生甘草5克。

【制用法】用上药水煎3次后

合并药液，分早、中、晚 3 次口服，每日 1 剂。10 剂为 1 个疗程。

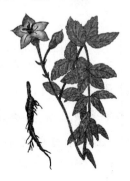

桔　梗

【功效主治】慢性鼻炎。

【调养验证】用此方治疗慢性鼻炎患者 68 例，经用药 1～2 个疗程后，治愈 65 例，显效 2 例，无效 1 例。

 丝瓜藤治鼻炎

【配方】丝瓜藤 15 克，荷蒂 5 枚，金莲花 6 克，龙井茶 1.5 克。

【制用法】每日 1 剂，水煎服。

【功效主治】清气理鼻。用治慢性单纯性鼻炎，或儿童鼻炎，证见病程已久，时愈时发，或夏秋好转、冬春转差，重时气塞难通，常觉头昏、感风加重，黏涕较多。

【调养验证】用此方治疗患者 19 例，其中痊愈 9 例，好转 8 例，

无效 2 例，有效率约为 89.5％。

 白芷黄芩汤治鼻炎

【配方】白芷、麦冬各 20 克，黄芩、葛根各 15 克，藁本、苍耳子、薄荷各 10 克。

【制用法】每日 1 剂，水煎，分 2 次服。3 周为 1 个疗程。

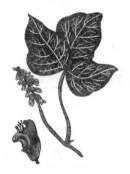

葛　根

【功效主治】疏风散热，消肿排脓。主治慢性鼻炎。

【加减】若四肢无力、食欲缺乏、腹胀便溏者，加党参、茯苓、甘草。

【调养验证】用此方治疗慢性鼻炎 18 例，痊愈（自觉症状消失，鼻下甲不大）8 例，显效（自觉症状消失，偶尔有鼻塞，鼻下甲不大）6 例，好转（自觉症状仍有鼻塞，但比治疗前好转，鼻下甲稍大）4 例。

过敏性鼻炎

过敏性鼻炎是发生于鼻部的Ⅰ型变态反应。临床特征为反复发作性鼻痒、喷嚏、流大量清涕，以及发作时鼻黏膜苍白，呈季节性或常年性发作。可发于任何年龄，但以青少年多见，发病率高。中医称本病为"鼻鼽"，基本病机为肺脾肾虚、正气不足、卫外无力、风寒外凑，致营卫失和、正邪交争、津液失固。

 祛风宣肺汤治过敏性鼻炎

【配方】苍耳子 15 克，炙麻黄 9 克，辛夷 9 克，蝉蜕 15 克，甘草 9 克。

【制用法】煎 2 遍后和匀，每日 3 次分服。

【功效主治】祛风宣肺，通利鼻窍。用治过敏性鼻炎（鼻渊）、鼻塞、发痒、嚏多、流清涕者及因风寒或某种物质过敏，以致肺气不宣。

【加减】头痛者，加白芷 10 克；涕多黄黏者，加黄芩 15 克。

【调养验证】方某，女，30 岁。3 年来每逢春、秋季节受凉即感鼻塞、鼻痒、嚏多、流清涕。这次发作 3 周，五官科诊为过敏性鼻炎。用药有效，停药则加重。予本方治疗，3 天后症状减轻，连用 1 周后缓解。

 荆防败毒散治过敏性鼻炎

【配方】荆芥、苍耳子、菊花、羌活、川芎各 10 克，防风 6 克，薄荷（后下）5 克，生姜 2 片，甘草 3 克。

【制用法】每日 1 剂，水煎服。

【功效主治】辛温散寒。主治过敏性鼻炎。

【调养验证】黄某，男，32 岁。间歇性鼻塞、鼻痒、打喷嚏、流清水样鼻涕。近数天来又发作，伴头痛、畏寒、微热、全身不适、身疼骨楚、脉浮紧、舌质红、苔薄白。诊断为风寒型过敏性鼻炎。嘱其服用上方，服药3剂而获痊愈。

 温阳散风汤治过敏性鼻炎

【配方】枸杞子、桑葚子、白芍各12克，白蒺藜、川芎、白芷、乌梅、蛇床子、锁阳、淫羊藿各10克，荜茇5克，细辛3克。

【制用法】每日1剂，水煎服。

【功效主治】温补肺肾，祛风散寒。主治过敏性鼻炎。

【调养验证】余某，女，35岁。患者查诊为过敏性鼻炎，予以本方治疗，服数剂即见效果，坚持服药60余剂而痊愈。随访多年，未见复发。

 黄芪白术汤治过敏性鼻炎

【配方】黄芪20克，白术10克，苍耳子9克，防风、辛荑花各6克，炙甘草5克。

【制用法】每日1剂，水煎服。

【功效主治】卫表不固、外邪易侵所致之过敏性鼻炎。

【加减】头痛者，加白芷5克，蔓荆子9克。

【调养验证】用此方共治130例。其中47例痊愈（鼻塞、流清涕、鼻痒、打喷嚏等自觉症状消失），65例好转（鼻塞减轻，分泌物减少，鼻痒、打喷嚏消失），18例无效（自觉症状无变化者）。有效率约为86.2%。

 参苓白术汤治过敏性鼻炎

【配方】党参6克，白术6克，茯苓10克，怀山10克，泽泻6克，薏苡仁15克，苍耳子10克，黄芪6克，甘草3克。

【制用法】每日1剂，水煎服。

【功效主治】补肺健脾利湿。主治过敏性鼻炎。

【调养验证】董某，男，13岁。时常流清涕已多年，鼻道通畅，鼻黏膜淡红，脉细缓。诊断为肺脾气虚型过敏性鼻炎。给予"参苓白术汤加减"方服用。服药3剂后症状明显减轻，继续服药共8剂，病获痊愈。

鼻窦炎

鼻窦炎又可叫鼻渊或脑漏，是一种常见疾病。上颌窦、筛窦、额窦和蝶窦的黏膜发炎统称为鼻窦炎，其中以上颌窦炎和筛窦炎最常见，常由感冒引起，有急性和慢性两种。急性鼻窦炎的全身症状与其他炎症相同，可有发热、全身不适等，局部症状有鼻塞、头痛、流浓涕和嗅觉减退等。如反复发作的急性鼻窦炎未彻底治疗，将酿成慢性鼻窦炎，表现为经常性的头涨、头昏、记忆力减退、注意力不集中等。可发生在一个鼻窦，也可几个鼻窦同时发生炎症。如果一侧或两侧所有的鼻窦都发炎，就叫一侧或双侧全鼻窦炎。预防本病包括增强体质、避免感冒和及时治疗鼻内疾病，经久不愈者可考虑手术治疗。

 辛荑花散塞鼻治鼻窦炎

【配方】辛荑花 15 克，白芷、苍耳子各 10 克，桂枝 5 克。

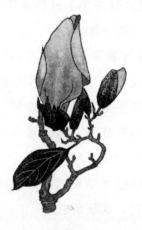

辛荑花

【制用法】将上药烘干研末过筛，装瓶备用。每天晚饭后取药末 1 克，1 寸见方双层纱布 2 块，将药末分包成 2 个药球，以棉纱扎紧，并留线头 1 寸左右，先塞 1 个药球于一侧鼻孔，用另一鼻孔呼吸；1 小时后将药球拉出，将另 1 个药球塞入对侧鼻孔。一般 5 天左右即见好转。10 天为 1 个疗程，轻者 2 个疗程可愈，重者亦可减轻诸症。

【功效主治】鼻窦炎。

【调养验证】陈某，男，32 岁。鼻塞头痛、语音重浊近 10

年，曾用各种滴鼻液及封闭治疗均不效，经用此方2个月，诸症即愈，一年余未复发。

石膏桑叶汤治鼻窦炎

【配方】生石膏（先煎）30克，桑叶12克，金银花、连翘、黄芩、山栀、合欢皮各10克，葛根6克，陈皮5克，甘草3克。

【制用法】每日1剂，水煎服。

【功效主治】清热排脓。主治郁热型化脓性鼻窦炎，症见鼻塞、黄脓鼻涕，或为黄绿色脓涕，或有恶心欲吐、厌食、脉数、苔黄。

【调养验证】用此方治疗鼻窦炎患者30例，其中治愈12例，好转15例，无效3例，有效率为90％。

苍耳白芷熏剂治鼻窦炎

【配方】苍耳子、白芷、细辛、荆芥、薄荷、川芎、菊花各等份。

【制用法】上药混合，每日用一大撮加水煎沸，趁热熏鼻，每次熏10分钟左右。下次再煎再

熏，日熏3～5次，不可间断。1个月为1个疗程。

【功效主治】辛香开窍。主治慢性鼻窦炎。

【调养验证】张某，女，24岁。患慢性鼻窦炎10余年，用中西药治疗多次无效，又恐惧做手术治疗，后用本方熏治，治疗不到2个疗程而愈。随访1年，未见复发。

半夏天麻汤治鼻窦炎

【配方】半夏、天麻、苍耳子、白芷、延胡索、生甘草各10克，生白术、黄芪各15～30克，细辛4克，黄芩12克，鱼腥草30克，川芎、连翘、丹参、牛膝、生白芍各15克，辛夷、藿香各6克。

【制用法】每日1剂，水煎服。儿童酌减。

【功效主治】化痰清热，益气活血。主治鼻窦炎。

【调养验证】用此方治疗鼻窦炎患者50例，治疗10～30日，结果治愈35例，好转12例，无效3例，有效率为94％。

鼻衄

　　鼻衄是指鼻窍出血的一种症状。一般多发生在鼻中隔前部，可由全身疾病如高热、高血压、血液病等引起，也可由局部因素如鼻内炎症、肿瘤、外伤等引起。多为单侧性，如出血不多，常自行停止。根据其病因及症状表现，古人又有伤寒鼻衄、时气鼻衄、热病鼻衄、温病鼻衄、虚劳鼻衄、酒食衄、五脏衄之分。本病与肺、胃、肝、肾、脾关系较密切，常由肺、胃、肝三个脏腑邪热壅盛、迫血妄行，或肝肾阴亏、虚火动血；或脾虚失统、血不循经，而致鼻衄。出血时可冷敷额部，用手指捏紧鼻孔压迫肾上腺素收敛，如无效则可用浸油的棉花或纱布条塞鼻腔。止血后检查病因作根本处理。

 桃花散治鼻衄

　　【配方】生大黄片 45 克，熟石灰 240 克。

　　【制用法】将上药入铁锅同炒，以熟石灰变成桃花红色为度。剔除大黄片，将熟石灰研成细末（称为桃花散），贮于瓶内。同时取消毒棉球饱蘸桃花散塞于患部出血区，每日 1～2 次。

　　【功效主治】鼻衄。

　　【调养验证】采用此方治疗鼻衄 54 例，其中痊愈 48 例（1 年以上未复发者），治愈率约为88.9％，显效 4 例（复发次数、出血量明显减少，持续时间缩短，再使用桃花散则血止者），无效 2 例，有效率约为96.3％。用药最少者 2 次，最多者 6 次，一般外用 1～2 次鼻衄即止。

 吴茱萸治鼻衄

　　【配方】吴茱萸 50 克。

　　【制用法】将上药研末，炒热，调食醋做成饼状，外敷双足心（涌泉穴）。24 个小时换药

1次。

【功效主治】气火上浮，上热下寒型鼻衄。

【调养验证】安某，女，36岁。鼻衄反复发作，服药无效。按上方用吴茱萸末调食醋外敷双足心，24个小时换药1次。连敷4次，鼻衄即止。半年后随访，未再复发。

止衄立效汤治鼻衄

【配方】生地黄24克，生白芍15克，侧柏叶炭18克，犀牛角（另煎）9克，仙鹤草9克，大黄炭6克，辽沙参12克，甘草6克，藕节12克。

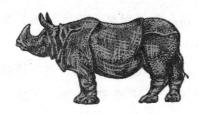

犀　牛

【制用法】每日1剂，水煎服。

【功效主治】清肝凉血。主治鼻衄。

【加减】肺热者，可加黄芩10克，玄参18克，白茅根24克；虚甚者，可加西洋参（另煎）9克。

【调养验证】张某，男，46岁，患有高血压。于前一日突然鼻孔大量出血，经填塞等治疗无效，病情严重，眩晕不能坐立，视物昏花，出血不止，脉大而数。拟上方2副，服后鼻衄立止。

荷叶藕节炭治鼻衄

【配方】荷叶炭、藕节炭、生地黄、黑山栀、黄芩炭、菊花、侧柏叶炭、白芍、牛膝炭各9克，白茅根30克，连翘15克，甘草3克。

【制用法】每日1剂，水煎服。

【功效主治】清热、凉血、止血。主治偏血热者鼻衄，症见鼻腔出血鲜红、出气热、脉大数、苔薄黄。

【调养验证】用此方治疗患者21例，其中治愈14例，显效6例，无效1例，有效率约为95.2%。

耳 鸣

耳鸣为耳科疾病中的常见症状，患者自觉耳内或头部有声音，但其环境中并无相应的声源，而且愈是安静，感觉鸣音越大。耳鸣音常为单一的声音，如蝉鸣声、汽锅声、蒸汽机声、嘶嘶声、铃声、振动声等，有时也可为较复杂的声音。可以是间歇性，也可能为持续性，响度不一。一些响度较高的持续性耳鸣常常令人寝食难安。引起耳鸣的原因较多，各种耳病均可发生耳鸣，如耵聍栓塞、咽鼓管阻塞、鼓室积液、耳硬化症；内耳疾病更易引起此症，如声损伤、梅尼埃病。此外，高血压、低血压、贫血、白血病、神经官能症、耳毒药物等均可引起耳鸣。中医学认为耳鸣多为暴怒、惊恐、胆肝风火上逆，少阳经气闭阻所致，常因外感风邪、壅渴清窍，或肾气虚弱，精气不能上达于耳而成，有的还耳内作痛。

方一 柴胡清肝汤治耳鸣

【配方】柴胡 10 克，生地黄 12 克，赤芍 15 克，牛蒡子 10 克，当归 18 克，连翘 10 克，川芎 10 克，黄芩 12 克，山栀子 10 克，天花粉 15 克，防风 10 克，甘草 3 克，菊花 10 克。

【制用法】每日 1 剂，水煎，分 3 次服。

【功效主治】清肝利胆，解毒开窍。主治胆热上犯之耳鸣、头昏、心烦易怒等实证。

【调养验证】用此方治疗耳鸣 45 例，其中痊愈 29 例，显效 8 例，有效 5 例，无效 3 例，有效率约为 93.3％。

方二 黄芪党参汤治耳鸣

【配方】黄芪、党参各 20 克，炙甘草、当归、白术各 10 克，升麻、通草各 8 克，橘皮、柴胡各 6

克，石菖蒲 5 克。

【制用法】每日 1 剂，水煎，分 2 次服（以饭后约半小时服药为宜）。5 天为 1 个疗程，连续服药 3 个疗程。

【功效主治】益气养血，补肝肾。主治耳鸣。

【调养验证】用此方治疗 30 例中，结果治愈 23 例，显效 2 例，好转 3 例，无效 2 例。

 芍药甘草汤治耳鸣

【配方】白芍 10 克，炙甘草 5 克。

【制用法】每日 1 剂，水煎服。

【功效主治】养阴柔肝止鸣。主治耳鸣，呈喀喀声，属现代医学的客观性耳鸣。

【调养验证】用此方治疗 34 例，结果治愈 23 例，显效 5 例，有效 2 例，无效 4 例。

 聪耳丸治耳鸣

【配方】鹿茸 30 克，巴戟天 10 克，磁石（先煎）30 克，肉苁蓉 15 克，肉桂 10 克，五味子 20

克，牡蛎（先煎）15 克，小茴香 15 克。

【制用法】共研为细末，炼蜜为丸，每丸 9 克。每日早晚各 1 次，每次空腹用黄酒温服 1 丸。

【功效主治】补肾聪耳。主治肾虚耳鸣。

【调养验证】用此方治肾虚耳鸣 13 例，结果治愈 8 例，有效 4 例，无效 1 例。

 黄芪丸治耳鸣

【配方】黄芪 50 克，羌活、白蒺藜（去刺）各 25 克，黑附子（大者）1 个，羊肾 1 对。

【制用法】将羊肾焙干，白蒺藜瓦上炒，共研为细末，酒糊为丸，如梧桐子大。每服 30～40 丸，空心，煨葱盐汤送下。

【功效主治】肾虚耳鸣，夜间睡着，如打战鼓，觉耳内风吹，更四肢抽掣疼痛。

【调养验证】用此方治耳鸣 63 例，结果治愈 45 例，显效 9 例，好转 4 例，无效 5 例，有效率约为 92.1%。

结膜炎

结膜炎是以细胞浸润与渗出为特征的结膜炎症。临床以眼分泌物增多与结膜充血为主要症状。结膜炎的分类，现在大部分结膜炎为单发性的，只对治疗无效的特殊病例才做渗出物培养、结膜上皮刮片检查。常见的结膜炎有以下病型：急性细菌性、病毒性、泡性、流行性、出血性、沙眼、变态反应性及慢性结膜炎。中医所称的"暴风客热"、"天行赤眼"、"白涩症"、"目痒"、"赤丝虬脉"等均属于结膜炎范畴，基本病机为风热邪毒侵目所致。

 茵陈治结膜炎

【配方】茯苓皮 10 克，茵陈 12 克，防己 12 克，薏苡仁 30 克，防风 10 克，白芷 10 克，地肤子 30 克，金银花 12 克，连翘 12 克，鱼腥草 30 克，焦山栀 6 克，乌梢蛇 15 克，老鹳草 20 克。

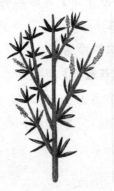

茵 陈

【制用法】每日 1 剂，水煎服。

【功效主治】祛风除湿，清热解毒止痒。主治春季卡他性结膜炎及一切过敏性眼炎、眼睑湿疹等。

【加减】使用本方时，要因症而用，随症加减。若痒甚者，加苦参 12 克；睑皮湿烂、体壮者，加石膏（先煎）30 克。

【调养验证】余某，女，5 岁。家属代诉，眼红，发痒，反复发作 2 年。病史：2 年前春天，患儿眼红发痒，经用抗生素眼药水以及可的松眼液点眼后症状缓解，经年反复发作，不能治愈。以茵陈防己汤服 10 余剂，痒止红退，

2年来未复发。

【配方】荆芥 10 克，防风 10 克，赤芍 10 克，丹皮 10 克，黄芩 10 克，栀子 10 克，白蒺藜 10 克，车前子（包煎）10 克，薄荷 6 克，蝉蜕 6 克，生地黄 12 克，菊花 12 克。

【制用法】每日 1 剂，水煎服。

【功效主治】祛风清热，凉血散瘀，止痒。主治卡他性结膜炎，症见患眼奇痒难忍，常累及双眼。春、夏季易发，病程长，缠绵难愈。

【加减】结膜充血甚者，加红花 6 克；睑结膜乳头增生，角膜边缘有结节者，加丹参 15 克，玄参 15 克，郁金 8 克；畏光者，加柴胡 10 克，龙胆草 6 克，青葙子 10 克；分泌物黏稠量多者，加大黄 10 克，黄连 6 克；球结膜炎赤色黄浊甚者，加桔梗、桑白皮各 10 克。

【调养验证】门诊观察 125 例卡他性结膜炎患者，痊愈（诸症悉除，愈后无复发）97 例，好转（服药时诸症悉除，因未坚持治疗，次年又复发）28 例。服药量少者 8 剂，最多 55 剂。

【配方】菊花 9 克，密蒙花 9 克，谷精草 9 克，山栀 6 克，金银花 15 克，连翘 15 克，川黄连 6 克，桑叶 9 克，生地黄 9 克，赤芍 9 克，白茅根 15 克，桔梗 6 克。

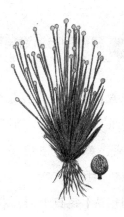

谷精草

【制用法】每日 1 剂，水煎服。

【功效主治】清热解毒，凉血消炎。主治急性结膜炎，症见两目红肿疼痛、有异物感、分泌物多、视物不清。

【调养验证】用此方治疗 9 例患者，治愈 7 例，好转 2 例，有效率为 100%。

角膜炎

角膜炎是指由于外伤，或感染细菌、病毒、真菌而致的角膜炎症性病变，包括单纯疱疹病毒性角膜炎、浅层点状角膜炎、角膜变性、化脓性角膜炎、角膜基质炎和束状角膜炎等，中医分别称"聚星障"、"银星独见"、"枣花翳"、"凝脂翳"、"混睛障"和"风轮赤豆"等。临床主要表现为黑睛混浊、畏光流泪、视力下降。基本病机为外感风热，或热毒上攻、蕴于黑睛。

 银翘荆防汤治角膜炎

【配方】金银花、板蓝根、蒲公英各 20 克，连翘、荆芥、防风、柴胡、黄芩、桔梗各 10 克，薄荷 6 克，甘草 5 克。

【制用法】每日 1 剂，水煎服。

【功效主治】祛风解表，清热解毒。主治单纯疱疹性角膜炎浅表型，症见黑睛生翳如点状、黑芒状或连缀成片，视物模糊，白睛赤脉，畏光流泪，涩痛难睁，舌苔薄黄，脉浮数。

【调养验证】陈某，女，32 岁。右眼畏光、流泪、视物模糊 5 天。视力右眼 1.0，左眼 1.5。右眼结膜轻度充血，角膜 2% 荧光素染色可见密集点状着色。舌苔薄黄，脉弦。诊为浅层点状角膜炎。用本方加羌活 10 克。5 剂症状减轻，减羌活加密蒙花、木贼各 10 克，蝉蜕 6 克。10 剂后症状消失，荧光染色阴性，双眼视力均为 1.5。

方二 黄芪白术汤治角膜炎

【配方】黄芪 60 克，白术 20 克，防风 15 克，金银花 30 克，连翘 30 克，菊花 15 克，淫羊藿 30 克。

【制用法】每日 1 剂，水煎服。

【功效主治】清热解毒，益气养血。主治单疱病毒性角膜炎。

【调养验证】用此方治疗 27

例，其中浅层型 9 例均获治愈；深层型 18 例，治愈 17 例，好转 1 例。

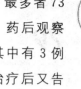

作。服药最少者 3 剂，最多者 73 剂，经治后全部痊愈。药后观察时间 3 个月至 2 年，其中有 3 例复发，但用本方再次治疗后又告痊愈。

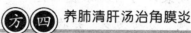

方三 消毒饮治角膜炎

【配方】柴胡 10 克，夏枯草 15 克，钩藤（后下）30 克，板蓝根 30 克，大青叶 15 克，黄芩 15 克，薄荷（后下）10 克，蝉蜕 10 克，赤芍 15 克，蒲公英 15 克，菊花 15 克，甘草 6 克。

【制用法】每日 1 剂，水煎服。

【功效主治】疏散风热，清热解毒。主治单纯疱疹病毒性角膜炎。

【加减】口干咽燥，或咽痛者，加天花粉、麦冬；结膜充血严重，或角膜有新生血管者，加丹皮；小便赤涩者，加木通；大便燥结，或前房积脓者，加大黄、芒硝。充血退后，可逐渐增加养阴退翳药，如当归、生地黄、白芍、玄参、白蒺藜、木贼。

【调养验证】治疗单纯疱疹病毒性角膜炎 30 例，起病从 1 个半月至 2 年不等，经常反复发

方四 养肺清肝汤治角膜炎

【配方】金银花、决明子各 15 克，生地黄、沙参、白及、白芍、龙胆草各 12 克，黄芩、菊花各 9 克。

【制用法】每日 1 剂，水煎服。

【功效主治】养肺阴，清肝热。主治疱疹性角膜炎。

【调养验证】李某，女，30 岁。右眼患疱疹性角膜炎 3 个月余，时好时坏，经各种疗法，久治不愈，前来求诊。检查：右眼混合充血，角膜周围，3 点、7 点两处有一黄豆粒和小豆粒大小之疱疹，轻度畏光流泪。舌质红，薄黄苔，脉弦细数。诊断为疱疹性角膜炎（右眼）。治以"养肺清肝汤"加减，共投 18 剂而愈，眼部疱疹消失。观察半年未见复发。

沙　眼

　　沙眼是由沙眼衣原体感染所引起的一种慢性传染性眼病。临床主要表现为眼睑结膜粗糙不平，形似沙粒，有发痒、流泪、怕光、疼痛、分泌物多、异物感等症状，后期可并发他病而影响视力，甚至失明。中医称本病为"椒疮"，基本病机为风湿热邪侵及眼睑，导致睑结膜血络瘀滞。

 苦瓜霜治沙眼

【配方】苦瓜 1 个（大而熟的），芒硝 15 克。

【制用法】将苦瓜去子留瓤，装入芒硝，悬于通风处，数日后瓜外透霜，刮取备用。每次用少许点眼，早晚各点 1 次。

【功效主治】沙眼。

【调养验证】用此方治疗沙眼 12 例，结果治愈 8 例，好转 3 例，无效 1 例。

九制止泪散治沙眼

【配方】制甘石 9 克，海螵蛸 3 克，地力粉 15 克，青鱼胆 4 个，薏仁霜 9 克，制月石 3 克，梅片 7.5

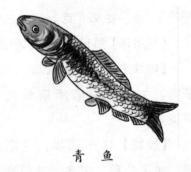

青　鱼

克，珍珠 3 克，麝香 0.45 克。

【制用法】海螵蛸用童便浸 7 天，清水漂净，晒干去皮壳研粉。青鱼胆取出后晾干，不可见火，见火则失效。鱼胆越陈越好，点眼不痛。以上各药细研。用时点眼，每日 3 次，每次似粟米粒大小，点眼后闭眼数分钟。

【功效主治】通窍止泪，清热明目。主治沙眼、慢性结膜炎、泪腺分泌过多之流泪或迎风流泪等症。

【调养验证】用此方治疗沙眼患者 30 例，结果治愈 19 例，好转 10 例，无效 1 例，有效率约为 96.7%。

 明目汤治沙眼

【配方】生赤芍、玄参、白鲜皮各 9 克，广陈皮、淡竹叶各 4.5克，生地黄 12 克，甘草 3 克。

【制用法】每日 1 剂，水煎服。

【功效主治】清脾凉血。主治脾胃湿热所引起的沙眼、眼丹、针眼等症。

【加减】风盛者，加荆芥、防风；热盛者，加黄连、山栀子；湿盛者，加苍术、黄柏；瘀甚者，加红花、大黄。

【调养验证】孙某，女，39岁。两眼分泌物多，痒，流泪不适，结膜充血，两眼睑结膜血管模糊粗糙，角膜上方血管呈帘状进入角膜缘。舌红绛，苔薄，脉数，诊断为两眼椒疮赤膜（沙眼并感染）。证属血热瘀结，郁于肉轮。予以本方内服，外滴抗生素眼药水而愈。

 夜凤汤治沙眼

【配方】夜明砂 9 克，凤凰衣6 克，决明子、蝉蜕各 9 克。

【制用法】以米醋将药煎服，每日 2 次。

【功效主治】一切新老沙眼痒甚。

【调养验证】用此方治疗沙眼29 例，结果治愈 21 例，好转 8例。一般用药 7 天而愈。

 瓜元汤治沙眼

【配方】西瓜霜 30 克，霜桑叶、玄明粉各 15 克。

【制用法】用 2 碗清水煎，水过滤澄清即成。将制成药汁放入面盆中，然后将头俯面盆上趁热先熏 5～10 分钟，趁温再洗 3～5分钟。

【功效主治】祛风清热。主治沙眼。

【调养验证】用此方治疗沙眼患者 11 例，治愈 7 例，好转 3例，无效 1 例。

青光眼

　　青光眼是指由于眼内压间断或持续性升高而给眼球各部分组织和视功能带来损害的一种眼病。正常眼压在10～21毫米汞柱，如眼压在21～24毫米汞柱，则为青光眼可疑。青光眼因眼压升高，能引起视神经萎缩、视野缩小，最后可能导致完全失明。本病任何年龄均可发生，但以40岁以上者居多，女性多于男性。根据发病情况，一般可分为原发性青光眼（闭角型、开角型）、继发性青光眼、混浊性青光眼和先天性青光眼，中医统称为"绿风内障"。基本病机为情志抑郁、气机郁结、肝胆火炽、神水积滞等。

 归龙致新汤治青光眼

　　【配方】当归、地龙、地榆各12克，黑栀子13克，红花10克，川芎、桃仁、鸡内金、白僵蚕各6克。

　　【制用法】每日1剂，水煎服。

　　【功效主治】养血活血，化瘀通络，清热息风。主治青风内障（原发性青光眼）。

　　【调养验证】牛某，男，70岁。左眼视物模糊，时有黑点或块状物遮挡视线，时大时小，视灯周围有红晕，时感眼蒙薄雾，甚则头目胀痛。左眼瞳孔散大，巩膜微赤；心烦口苦，性急易怒；舌红，苔微黄，脉弦细数。右眼失明10余年。诊为本病，急则治其标，以此方5剂煎服。自觉眼内块状物消失，视力有所改善，原方去鸡内金、地榆、栀子，加川羌活、龙胆草、生地黄、杞子各10克，牛膝15克，钩藤（后下）12克。4剂煎服后，瞳仁清晰，灯晕消失，仅眼前有薄雾漂过，原方加五味子、山萸肉各15克。5剂继服，药尽而愈，目明如常。

菊明汤治青光眼

【配方】木贼草 12 克，牡蛎（先煎）15 克，菊花 30 克，石决明 15 克，夜明砂 10 克。

【制用法】先把药用水浸泡 30 分钟，再放火上煎 30 分钟，每剂煎 2 次，将 2 次煎出的药液混合。每日 1 剂，早晚分服。

【功效主治】青光眼，高血压，症见头痛或眩晕、眼痛、视力障碍、目红、便秘、舌红、脉弦数等。

【调养验证】胡某，女，74 岁。8 个月前开始头痛、眼痛、乏力，某院诊为青光眼。服中西药物疗效不佳。诊见唇红燥、舌边尖红、苔白、脉弦数。右眼已失明，连服菊明汤 6 剂，诸症均减。又服 36 剂，头痛、目痛消失。

决明夏枯汤治青光眼

【配方】决明子、夏枯草各 20 克，车前子（包煎）、葶苈子、茺蔚子各 15 克，桔梗、野菊花、芦根、黄芩、香附、防风各 10 克，生甘草 6 克。

【制用法】每日 1 剂，水煎，分 2～3 次服。

【功效主治】青光眼。

【调养验证】用本方治疗青光眼患者 30 例，经服药 10～20 剂后，痊愈 18 例，有效 3 例，无效 9 例。

柴胡葛根治青光眼

【配方】柴胡、葛根、车前子（包煎）各 200 克，龙胆草、赤芍各 150 克，钩藤（后下）100 克，甘草 50 克。

【制用法】取葛根粉碎，过100 目筛，备用。另取柴胡、龙胆草、赤芍、车前子、钩藤、甘草加水共煎 3 次，每次 1 小时，过滤，合并滤液，放置过夜。倾取上清液浓缩成浸膏，与葛根粉混匀，60℃干燥，装入胶囊，每粒重 0.26 克，即得。

【功效主治】疏肝解郁，清肝泻火，活血利水。主治青光眼。

【调养验证】用此方治疗青光眼患者 74 例，其中治愈 45 例，显效 12 例，好转 6 例，无效 11 例，有效率约为 85.1%。

老年性白内障

　　白内障是常见眼病和主要致盲原因之一，其中老年性白内障是最常见的白内障。本病是在全身老化、晶体代谢功能减退的基础上由于多种因素形成的晶体疾患。近年的研究说明，遗传、紫外线、全身疾患（如高血压、糖尿病、动脉硬化）、营养状况等因素均与其有关。当各种原因引起晶状体囊渗透性改变及代谢紊乱时，晶体营养依赖的房水成分改变，而使晶体变为混浊。中医称为"圆翳内障"、"白翳黄心内障"等，认为本病多因年老体弱、肝肾两亏、精血不足，或脾失健运、精不上荣所致。另外，部分因肝经郁热及湿浊上蒸也可致病。

 珍珠末治老年性白内障

　　【配方】珍珠末。

　　【制用法】口服珍珠末每次1克，每日3次，2周为1个疗程。视力提高再服2周，以后改为每次1克，每日1次，维持半年。

　　【功效主治】老年性白内障。

　　【调养验证】张某，男，65岁，双眼渐进性视物模糊1年，视力右眼0.4，左眼0.5，用1%去氧肾上腺素散瞳检查，双眼晶体赤道部轮辐混浊伸向瞳孔区，眼底双眼视网膜小动脉轻度硬化，无其他异常。给予珍珠末1克，每日服3次。2周后查视力右眼0.7，左眼0.8。继续再服2周后，视力右眼1.0，左眼1.0。以后改为1克，每日1次。追踪半年，视力仍维持1.0。

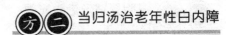 **当归汤治老年性白内障**

　　【配方】白术、当归、茺蔚子、枸杞子、车前子（包煎）、香附各10克，杭白芍、茯神、石决明、夏枯草、生地黄各15克，青

蒮子 12 克，柴胡 6 克，甘草 3 克。

【制用法】每日 1 剂，水煎服。

【功效主治】疏肝理脾，清心益肾。主治老年性白内障（初期）。

【加减】若郁怒反致者，加牡丹皮、栀子；脾胃不健者，酌情加麦芽、山楂；并发高血压者，加牡蛎、钩藤；并发糖尿病者，加麦冬、熟地黄、天花粉；合并中心性视网膜炎者，加党参、麦冬、五味子。

【调养验证】用此方治疗未成熟的白内障 30 例，结果治愈 20 例，好转 4 例，无效 6 例，有效率为 80%。

人参生地治老年性白内障

【配方】人参、生地黄、茺蔚子各 60 克，石决明、桔梗、车前子、白芍各 30 克，细辛 15 克，大黄 9 克。

【制用法】将上药共研成细末，等量蜜制成丸，每丸 9 克，早晚各服 1 丸。3 个月为 1 个疗程。

【功效主治】疏风泄热，益阴潜阳。主治老年性白内障。

【加减】血压偏高者，加大黄、钩藤；头晕者，加天麻、龟板；便秘者，加肉苁蓉；小便淋漓者，加泽泻、牡丹皮；眼干者，加枸杞子、石斛。

【调养验证】治疗老年性白内障 21 例，一般 1 个疗程视力开始恢复，4～5 个疗程视力可达1.0～1.2。

方四 决明汤治老年性白内障

【配方】生石决明 30 克，决明子 15 克，谷精草、生地黄、赤芍、女贞子、密蒙花、白菊花、沙苑子、白蒺藜、党参、黄芪、黄芩各 12 克，炙甘草 6 克。

【制用法】每日 1 剂，水煎服。

【功效主治】滋阴清热，清肝明目。主治老年性白内障。

【加减】中气不足者，加茯苓、山药、白术；合并高血压动脉硬化者，加牡蛎、钩藤；并发糖尿病者，加麦冬、天花粉、熟地黄。

【调养验证】用此方治疗老年性白内障患者 84 例 160 只眼，显效 84 只眼，有效 68 只眼，无效 8 只眼。

第九章 DIJIUZHANG

皮肤科疾病验方

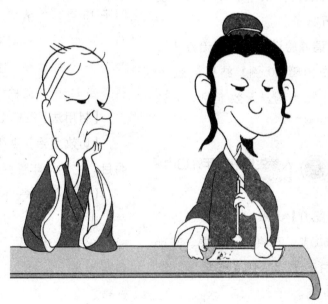

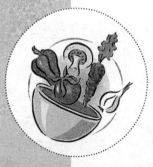

本章看点 ▼

带状疱疹

　　带状疱疹是一种由病毒引起的皮肤病，可发生于身体任何部位，但以腰背部为多见。患者感染病毒后，往往短时间内无症状，病毒潜伏在脊髓后根神经节的神经元中，在机体免疫功能减退时才引起发病，如感染、肿瘤、外伤、疲劳及使用免疫抑制剂时等。本病好发于三叉神经、椎神经、肋间神经和腰底神经的分布区，初起时患部往往有瘙痒、灼热或痛的感觉，有时有全身不适、发热、食欲不振等前驱期症状，随后有不规则的红斑、斑丘疹出现，疹群之间皮肤正常。有些患者皮损完全消退后，仍可留有神经痛，多数患者在发病期间疼痛明显，少数患者可无疼痛或仅有轻度痒感。中医认为，本病的发生多因情志内伤、肝郁气滞、日久化火而致肝胆火盛、外受毒邪而发。中医学属缠腰火丹、缠腰龙、蜘蛛疮范畴。

 雄黄洗剂治带状疱疹

　　【配方】雄黄 20 克，明矾 20 克，大黄 30 克，黄柏 30 克，侧柏叶 30 克，冰片 5 克。

　　【制用法】除雄黄、冰片外，将其余药物加温水浸泡 30 分钟，然后文火煎 30 分钟，煎至 200 毫升左右滤出，加入雄黄、冰片粉末，充分混匀后，以不烫手为度。用纱布或脱脂棉沾药液洗患处，每日 2～3 次，每次 30 分钟。药液洗后保留，下次加温再用。5 天为 1 个疗程。

　　【功效主治】清热解毒止痛。主治带状疱疹，症见发疹前，局部均感皮肤灼热及刺痛，不久皮痛处出现红斑，继则出现成簇水疱，局部剧烈疼痛。

　　【调养验证】用此方治疗带状疱疹 30 例，其中 1～2 个疗程痊愈者 23 例，3 个疗程痊愈者 6 例。

一般外洗后，次日疼痛明显减轻，夜能安眠；大部分冲洗后，2～3天皮疹停止发展，水疱大都干涸，皮损逐渐消失。

 马齿苋合剂治带状疱疹

【配方】马齿苋 60 克，大青叶 15 克，蒲公英 15 克。

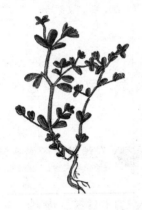

马齿苋

【制用法】先将上药用水浸泡30 分钟，再煎煮 30 分钟，每剂煎 2 次，将 2 次煎出的药液混合。每日 1 剂，早晚各服 1 次。

【功效主治】清肝火，利湿热。主治带状疱疹。

【调养验证】用此方共治疗观察带状疱疹 144 例，治疗结果1～10 天内，大部分结痂脱落，疼痛消失占 125 例，平均治愈日数为5.3 天；10 天以上治愈者 19 例。本方用药简单，在缩短疗程、减轻疼痛方面有较好的作用。

 雄黄蜈蚣膏治带状疱疹

【配方】雄黄 9 克，蜈蚣 3 条（瓦焙）。

【制用法】分别研为细末，混合均匀，香油调涂患处，每日3 次。

【功效主治】清火解毒。主治带状疱疹。

【调养验证】洪某，女，68岁。右肋至背部起带状红色而高出皮肤之如粟粒大小密集的丘疹，火燎样疼痛，伴发热，体温 39.8℃，咽轻度充血，曾用青霉素 5 次而不效。给以"雄黄蜈蚣膏"治疗，涂1 次痛止，3 次而体温降，1 天后疹即消大半，2 天后而病愈。

痤 疮

痤疮是一种毛囊、皮脂腺的慢性炎症。因皮脂腺管与毛孔的堵塞，引起皮脂外流不畅所致。多发生于青春期男女，常伴有皮脂溢出，青春期过后，大多数自然痊愈或减轻。其临床特征为颜面、胸背部黑头或白头粉刺、丘疹、脓疱、结节、囊肿及疤痕等皮肤损害。中医称本病为"粉刺"，其基本病机为素体阳热偏盛，加上青春期生机旺盛，营血日渐偏热，血热外壅，气血郁滞，蕴阻肌肤。

 白果仁治痤疮

【配方】白果仁适量。

【制用法】每晚临睡前用温水将患部洗净（勿用肥皂或香皂）。取除掉外壳的白果仁，切去一部分使之成为平面，用以频搽患部，边搽边削去用过的部分，以利药汁渗出。每晚用 1~2 枚白果仁搽遍患部即可。

【功效主治】痤疮（青春痘、酒刺、粉刺）。

【调养验证】用此方治疗痤疮患者 120 例，结果治愈 116 例，好转 2 例，无效 2 例，有效率约为 98.3%。一般用药 7~14 天，痤疮即愈，面部不留疤痕，效果满意。

 三黄苦参糊治痤疮

【配方】黄芩、黄柏、苦参各 15 克，黄连 5 克，甲硝唑（0.2 克／片）10 片，熟石膏粉适量。

【制用法】将前 4 味药加水煎成 150 毫升，待药温降至 40℃左右，倒进装有 300 克特级熟石膏粉的器皿内，将甲硝唑研末加入，搅拌成糊状，均匀地覆盖整个面部，5 次为 1 个疗程。

【功效主治】痤疮。

【调养验证】用此方治疗痤疮 21 例，其中治愈 16 例，好转 4

例，无效 1 例。

 地公芍药汤治痤疮

【配方】生地黄 30 克，蒲公英 15 克，赤芍、牡丹皮、蚤休、昆布、夏枯草、海藻、炒莪术、炒三棱各 9 克。

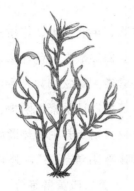

海 藻

【制用法】每日 1 剂，水煎服。

【功效主治】凉血清热，消痰软坚。主治囊肿性痤疮。

【调养验证】李某，男，21岁。患者面部除密集之黑头粉刺外，散布脓疱、囊肿，部分成萎缩性疤痕，另见颌部多处疤痕疙瘩，皮脂溢出明显。颈部、前胸、后背亦见多处相同损害。脉象弦滑，舌质红绛。临床诊断为囊肿性痤疮。予以本方进行治疗，前后数诊，共

服药 21 剂，痤疮之症渐趋轻微，囊肿转平，已不起脓疱。守原方继服 1 个月，囊肿性痤疮之症明显改善，面容大致趋平。

 丹紫黄白汤治痤疮

【配方】丹参 20 克，紫草 10克，制大黄 9 克，白花蛇舌草 20克，神曲 15 克。

【制用法】每日 1 剂，水煎服。

【功效主治】清热解毒，凉血止血。主治青年男女面、胸及背部等皮脂腺发达部位痤疮或伴发丘疹、脓疱者。

【加减】脓疱严重者，加野菊花、连翘各 15 克，黄芪 20 克；痒者，加蝉衣，同时外涂冰片三黄散（冰片 3 克，川黄连、生大黄、硫黄各 10 克，研细末，香油调涂之，每日 2 次）。

【调养验证】熊某，男，18岁。面部痤疮两年余，伴发丘疹、脓疱、肿痛，此伏彼起，层出不穷。大便干燥，2～3 天一解。予本方服用 1 周，丘疹、脓疱均减，大便通畅。2 周后痤疮旧者渐消，新者未起，脓疱痊愈。

酒渣鼻

　　酒渣鼻是发生于面部中央和鼻部红赤，并伴有局部组织增生肥厚的皮肤病。多见于中年男女，其临床特征为颜面中央部及鼻部潮红、丘疹、脓疱，并伴有局部毛细血管扩张、皮脂腺和结缔组织增生。中医称本病为"酒糟鼻"，其基本病机为肺胃之火上攻，血瘀成齄。

方一　养阴清热汤治酒渣鼻

　　【配方】玄参 12 克，生地黄 15 克，白花蛇舌草 30 克，黄芩 9 克，生石膏（先煎）12 克，制大黄 9 克，侧柏叶 12 克，生山楂 12 克，桑白皮 9 克。

　　【制用法】水煎服，每日 1 剂。

　　【功效主治】养阴清热通腑。主治酒渣鼻。

　　【调养验证】江某，女，29 岁。患者于 5 年前开始鼻两侧和两眉之间经常发生粟粒大疖子，有时成脓破溃，有时自行消退，反复不断。其后鼻部毛孔变粗，皮色变红。曾多次治疗，不曾收效。经常大便干结，口干唇燥。检查：两眉附近有油腻性鳞屑。鼻尖两翼毛细血管扩张，毛孔开大，可挤出油腻性粉汁。面颊散在红色丘疹，并有两处毛囊炎。脉弦细数，舌尖有红刺，苔薄黄。证系素体阴虚、肺胃积热上蕴。治当养阴清热通腑。投以"加味养阴清热汤"，外用"颠倒散"：大黄、硫黄各等分，研末，茶水调之外敷。用药 1 个月，皮损减轻，红色变淡。用药 2 个月，诸症除，病获愈。

方二　酒渣膏治酒渣鼻

　　【配方】大枫子、木鳖子、樟脑粉、核桃仁、蓖麻子、水银各等份。

　　【制用法】诸药研成细末，加水银调成糊状。局部清洗后，将调好的药膏薄薄涂上一层。晚上用药，翌晨洗去，隔日 1 次，连用 2 周为 1 个疗程。

【功效主治】杀虫润肤，通络散结。主治酒渣鼻。

【调养验证】牛某，男，45 岁。患酒渣鼻 14 年，皮损除鼻尖外，鼻翼、颏及前额部均延及。用本方治疗，用药 1 个疗程告愈，随访 2 年，未见复发。

百部治酒渣鼻

【配方】百部适量。

【制用法】将百部用水洗净，泡于 95％乙醇中，比例为 1 克百部用 2 毫升乙醇，一般泡 5～7 天即可搽用。每日搽 2～3 次，1 个月为 1 个疗程。

【功效主治】解毒杀虫。主治酒渣鼻。

【调养验证】用此方治疗酒渣鼻患者 13 例，其中痊愈 5 例，显效 7 例，好转 1 例。经 3 个月随访，治疗效果稳定，治疗中未见过敏反应。

银花生地饮治酒渣鼻

【配方】金银花 30 克，生地黄、生石膏（先煎）各 15 克，川

芎、枇杷叶（包煎）、桑白皮、黄芩、栀子各 10 克，陈皮、桃仁、红花、赤芍、甘草各 9 克。

【制用法】每日 1 剂，水煎服。

【功效主治】泻肺清热，凉血活血化瘀。主治酒渣鼻。

【加减】如皮损以红斑为主者，重用凉血活血的生地黄、赤芍、红花，并加用牡丹皮、白茅根、七叶一枝花、白花蛇舌草等药；皮损以红斑丘疹为主者，重用清热解毒的金银花，加蒲公英、紫花地丁去其毒热以救其急；晚期鼻部肥厚增大者，加丹参、牡蛎、川贝母软坚散结；便秘者，酌加大黄、玄明粉、枳壳；饮酒引起复发者，加葛花以解酒毒。

【调养验证】用此方治疗酒渣鼻 20 例，14 例治愈（皮疹消失，皮肤颜色恢复正常为治愈），3 例显效（丘疹、脓疱消失，皮肤颜色大部恢复正常为显效），1 例有效（丘疹、脓疱消失，皮肤颜色或淡红色为有效），2 例无效（丘疹、脓疱只能被控制但不能消失，皮肤颜色无变化为无效）。有效率为 90％。服药最少者 15 剂，最多者 30 剂。

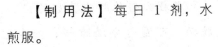

黄褐斑

黄褐斑俗称肝斑、妊娠斑，是发生于面部的一种色素沉着性皮肤病。可因内分泌障碍，如在妊娠、月经不调期间，或患有卵巢、子宫疾病；慢性中毒，如某些消耗性疾病，包括结核、癌、恶病质及慢性酒精中毒等所致。损害为黄褐色或咖啡色的斑片，形状不同，大小不等，边界明显，表面平滑，无鳞屑，无炎症，无自觉症状。常对称分布于面部，形成蝴蝶样。属于中医的"面尘"、"黧黑斑"范畴。其基本病机为肝郁化热、气血失和或脾胃亏损、气血两虚，或肾阴不足、虚火上炎，致肌肤失养。

 方 一 活血汤治黄褐斑

【配方】丹参 100 克，毛冬青 50 克，当归、坤草各 20 克，红花、桃仁、泽兰、三棱、郁金各 15 克。

【制用法】每日 1 剂，水煎，早晚各服 1 次。每次服药时加服蜈蚣粉 5 克。

【功效主治】活血化瘀，疏肝解郁。主治黄褐斑，症见面部有浅或深的褐斑，或伴皮肤甲错。

【加减】胁痛嗳气者，加香附、青皮；便秘者，加黄芩、大黄；全身倦怠者，加黄芪、党参。

【调养验证】治疗黄褐斑患者 14 例，均在 2 个月后，面部褐斑由深变浅，3 个月后 11 名病者面部光滑，褐斑消退，3 名患者用药 5 个月后，褐斑消退。1 年后随访，均无复发。

 方 二 祛斑膏治黄褐斑

【配方】天花粉、鸡蛋清各适量。

【制用法】将天花粉研细，用鸡蛋清调匀成膏。用药前先用热水将脸洗净，并用热毛巾将面部皮肤焐热，将药膏于面斑上涂擦 1 层。每日午休和夜睡前各 1 次，起床后将药洗去，连用 1～3 个月。

【功效主治】祛斑，增白。主治面部黄褐斑。

【调养验证】用此方治疗面斑200例，治愈85例，显效55例，有效37例，无效23例，有效率为88.5%。

 方三 杏仁蛋清治黄褐斑

【配方】杏仁、鸡蛋清、白酒各适量。

【制用法】杏仁浸泡后去皮，捣烂如泥，加入蛋清调匀。每晚睡前涂搽，次晨用白酒洗去，直至斑退。

【功效主治】促进皮脂腺分泌，滋润皮肤。主治黄褐斑。

【调养验证】用此方治疗黄褐斑36例，其中治愈12例，显效17例，有效5例，无效2例。

 方四 消斑汤治黄褐斑

【配方】熟地黄18克，山药20克，茯苓15克，泽泻15克，黄柏12克，菊花12克，牡丹皮9克，山萸肉9克，枸杞子9克，陈皮9克。

【制用法】每日1剂，水煎服。

【功效主治】滋补肝肾，滋阴泻火。主治黄褐斑。

【加减】兼血虚者，加制首乌15克；兼血瘀者，加鸡血藤20克，红花12克；伴失眠者，加夜交藤30克，合欢花15克。

【调养验证】此方治疗黄褐斑98例，痊愈46例，显效31例，好转18例，无效3例，有效率约为96.9%。

 方五 珍珠母治黄褐斑

【配方】珍珠母（先煎）30克，白菊花9克，白僵蚕、茵陈、夏枯草、六月雪、白茯苓、柴胡、生地黄、女贞子各12克，炙甘草4.5克。

【制用法】每日1剂，水煎服。12天为1个疗程。

【功效主治】疏肝，滋肾，散结。主治黄褐斑。

【加减】若素有脘部不适者，去菊花，加炒白术；阴虚发热者，加地骨皮；肝郁气滞明显者，加玫瑰花。

【调养验证】用此方治疗黄褐斑60例，结果痊愈18例，显效26例，好转10例，无效6例，有效率为90%。

湿　疹

　　湿疹是由多种内外因素引起的一种过敏性炎症的反应性皮肤病，分急性、亚急性、慢性3种。不分男女，任何年龄，任何部位均可能患病。急性湿疹，常见于头面、耳后、四肢远端、露出部位及外阴、肛门等处，多对称分布，表现为红斑、丘疹、丘疱疹、水疱，密集成群，边界不清，有奇痒等；亚急性湿疹，多由急性湿疹转来，皮损炎症较轻，以鳞屑和结痂为主，可有轻度糜烂和瘙痒；慢性湿疹，由亚急性湿疹转来，病变处皮肤增厚、浸润、表面粗糙、覆有少量鳞屑，常有色素沉着，常反复发作，但皮疹消退后，不留永久性的痕迹。中医认为是风湿热侵入肌肤而成。急性、亚急性以湿热为主，慢性乃因久病耗血所致。

 马齿苋治湿疹

　　【配方】马齿苋60克（鲜马齿苋250克）。

　　【制用法】净水洗净后，用水2000毫升煎煮20分钟，过滤去渣（鲜药煮10分钟）。用净纱布六七层蘸药水湿敷患处。每日2～3次，每次20～40分钟。

　　【功效主治】清热解毒，除湿止痒。主治急性湿疹、过敏性皮炎、接触性皮炎（湿毒疡）、丹毒、脓疱病（黄水疮）。

　　【调养验证】用此方治疗患者19例，其中治愈11例，好转7例，无效1例，有效率约为94.7%。

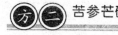 **苦参芒硝汤治湿疹**

　　【配方】苦参、芒硝、灵仙根各60克，黄柏、金银花、薄荷、生大黄各30克，花椒15克。

　　【制用法】水煎外洗，每日2次。

　　【功效主治】清热疏风。主治

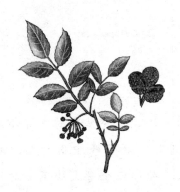

花 椒

湿疹。

【调养验证】用此方治疗湿疹患者 54 例，其中临床痊愈 39 例，基本痊愈 14 例，无效 1 例，有效率约为 98.1%。

 湿疹洗剂治湿疹

【配方】千里光、地肤子、徐长卿、马鞭草、地骨皮、苦参各 30 克，芒硝（另包后下）、明矾（另包后下）各 10 克。

【制用法】明矾、芒硝另包后下。其余诸药加水适量煎煮后，再加入明矾、芒硝溶化，用此药液洗浴。

【功效主治】养血清热，祛风除湿。主治湿疹。

【调养验证】陈某，男，8 岁。

全身遍布红色丘疹，有的部位融合成片，痒甚，搔破后皮损处流黄水。无发热，饮食尚佳，大小便正常。脉沉弦数，舌质红、苔黄。属脾虚化热，兼血燥生风，治以养血清热、祛风除湿。即以湿疹洗剂 2 副，煎洗。首剂洗后痒止，两剂洗后皮损流水停止，疹色转淡，效不更方，再以原方 2 副煎洗，即获痊愈。

 全虫蒺藜汤治湿疹

【配方】全蝎（打）6 克，皂角刺 13 克，猪牙皂角 6 克，刺蒺藜 16～31 克，炒槐花 16～31 克，威灵仙 13～31 克，苦参 6 克，白鲜皮 16 克，黄柏 16 克。

【制用法】每日 1 剂，水煎服。

【功效主治】息风止痒，除湿解毒。主治慢性湿疹、慢性阴囊湿疹、神经性皮炎、结节性痒疹等慢性顽固瘙痒性皮肤病。

【调养验证】用此方治疗 18 例湿疹患者，结果治愈 11 例，显效 6 例，无效 1 例，有效率约为 94.4%。

荨麻疹

　　荨麻疹是皮肤出现红赤色或白色的疹块，以突然发作、痒而不痛、时隐时现、消退不留任何痕迹为特征。荨麻疹中医称为"瘾疹"，俗称"风疹块"。临床特点为突发性局部或全身大小不一的风团，瘙痒难忍。风团出现快，消退亦快，此起彼伏，退后不留任何痕迹。严重者可伴有恶心、呕吐、腹痛、腹泻、胸闷心烦、面色苍白、四肢不温、呼吸急促等全身症状。根据发病时间的长短，一般把起病急、病程在3个月以内者称为急性荨麻疹；风团反复发作超过3个月以上者称为慢性荨麻疹。中医认为风、寒、热、虫、气血不足等均可引发此病。

制首乌当归饮治荨麻疹

　　【配方】制首乌30克，当归10克，白芍10克，白及10克，地龙干10克，路路通15克，生地黄15克，川芎6克，乌药6克，荆芥6克，防风6克，甘草5克。

　　【制用法】先把上药用水浸泡30分钟，再煎30分钟，每剂煎2次，将2次煎出的药液混合。每日1剂，早晚各服1煎。15天为1个疗程。

　　【功效主治】养血活血，祛风止痒。用治荨麻疹。

　　【调养验证】柯某，男，50岁。患荨麻疹8年，曾用过多种中西药均未能根治，反复发作。每次持续10余日，最短5天，最长30天，瘙痒痛苦难言。嘱服上方24剂，至今10年未再复发，病症告愈。

红薯藤治荨麻疹

　　【配方】红薯藤（干品）50克，红糖适量。

　　【制用法】将上药水煎，加红

糖适量饮服，每日 1 剂。3～5 剂为 1 个疗程。

【功效主治】荨麻疹。

【调养验证】许某，女，30岁。全身皮肤瘙痒 2 年余，晨起为甚。曾用抗过敏药、激素及中药，均无效。遂按上方采用红薯藤治疗，2 剂痒止，5 剂疹消。随访 2 年，未见复发。

芪术防风汤治荨麻疹

【配方】生黄芪 15 克，生白术 12 克，防风 6 克，生地黄 9克，玉竹 12 克，地肤子 9 克，稀莶草 9 克，连翘壳 12 克，金银花9 克，红枣 5 枚。

【制用法】每日 1 剂，水煎服。

【功效主治】益气固表，滋阴清热，佐以化湿。主治荨麻疹。

【调养验证】杨某，女，26岁。患者半年来每入夜时风疹频发，此起彼伏，瘙痒不已，夜难成眠，且伴头晕、月经量增多，而饮食尚佳。检查舌质红、脉细。

脉症合参，此乃血虚生风、表卫不固。用此方治疗，患者连进 7剂，病去七八，嘱其再进 7 剂，药尽病除，追访亦未见复发。

方四 祛风凉血汤治荨麻疹

【配方】炒黄芪、生地黄各 15克，蝉蜕、白僵蚕、牡丹皮各 10克，防风 9 克。

【制用法】每日 1 剂，煎 2 遍和匀，每日 2～3 次分服。

【功效主治】祛风止痒，清热凉血。主治急性荨麻疹，皮疹色红而痒，燥热时起，发无定处，口干、便秘、风热炽盛者。

【加减】大便秘结者，加生大黄 5～9 克。

【调养验证】方某，女，25岁。皮疹时起时没，已经 2 周。疹起时高出皮肤，大小不一，色红而痒，时感燥热，口渴便结。舌红，苔薄黄，脉数。予本方治疗，3 剂后疹减大半，大便亦畅，5 剂后皮疹及燥热均解。

皮肤瘙痒症

皮肤瘙痒症是指皮肤无原发性损害，只有瘙痒及因瘙痒而引起的继发性损害的一种皮肤病。本病好发于老年人及成年人，多见于冬季。根据临床表现，可分全身性皮肤瘙痒症和局限性皮肤瘙痒症两种。前者周身皆可发痒，部位不定，此起彼伏，常为阵发性，以夜间为重，患者因痒而搔抓不止，皮肤常有抓痕、血痂、色素沉着等；后者瘙痒仅局限于某一部位，常见于肛门、外阴、头部、腿部、掌部等。中医学属风瘙痒、痒风等范畴。

 槐花茜草汤治皮肤瘙痒

【配方】槐花、茜草、牡丹皮、紫草各 20 克，金银花、蚤休、白鲜皮各 15 克，甘草 10 克。

【制用法】每日 1 剂，水煎 3 次，前 2 煎分 2 次服，第 3 煎待温后外洗。

【功效主治】清热解毒，凉血活血，祛瘀透疹。主治全身性皮肤瘙痒症、风热证。

【调养验证】申某，男，50 岁。皮肤瘙痒 2 年。3 天前无明显诱因而全身起针尖大小红点，痒甚。伴头昏心烦、眠差、口干、小便赤短、舌质深红、苔少、脉细滑。予上方加重紫草、茜草、丹皮用量，再加白茅根 30 克。连服 3 剂，即告痊愈。

木香止痒汤治皮肤瘙痒

【配方】木香 10 克，炒枣仁 20 克，陈皮、大腹皮、地肤子、带皮苓、苦参、白鲜皮、防风、荆芥各 9 克，浮萍 6 克。

【制用法】每日 1 剂，水煎服。

【功效主治】行气安神，散风利湿。主治各种顽固性皮肤痒症。

【调养验证】用此方治疗患者 29 例，其中治愈 23 例，好转 5 例，无效1例，有效率约为96.5%。

方三 地黄蜂房散治皮肤瘙痒

【配方】熟地黄、露蜂房、丹参、地肤子、苦参各100克，蝉衣、乌梢蛇各50克。

【制用法】将上药共研为极细末，过120目筛后备用（装瓶密闭）。用时，每服药末4克，每日3次。1周为1个疗程。直至痊愈止。

【功效主治】皮肤瘙痒症。

【调养验证】用此方治疗皮肤瘙痒症患者145例，其中治愈140例，好转3例，有效2例。用药1个疗程治愈者89例，2个疗程治愈者51例。治程中未见不良反应。

方四 息风止痒汤治皮肤瘙痒

【配方】生地黄30克，煅龙牡（先煎）15克，玄参、当归、丹参、血蒺藜各9克，炙甘草6克。

【制用法】每日1剂，水煎服。

【功效主治】养血润燥，息风止痒。主治皮肤瘙痒症、阴囊瘙痒症、女阴瘙痒症。

【调养验证】宋某，女，26岁。4个月来突感阴部瘙痒，白带不多，夜间瘙痒加重，须用热水烫后稍能止痒。检查：可见搔痕和血痂。脉细滑，舌淡无苔。诊断为女阴瘙痒症，证属肝肾阴虚，风以内生。治宜滋阴熄风止痒。内服本方，外用苦参、蛇床子、石榴皮、明矾水煎洗。再用黄柏、轻粉、冰片研末，香油调搽。治疗1周，发痒已轻，继用前方1周即完全不痒。

方五 制首乌牡蛎汤治皮肤瘙痒

【配方】制首乌、生龙骨（先煎）、生牡蛎（先煎）各20克，龙眼肉、茯神、炒枣仁、当归、秦艽各10克，蝉蜕、胡麻仁各8克，大枣4枚，炙甘草5克。

【制用法】水煎，每日1剂，分2次服。

【功效主治】皮肤瘙痒症。

【调养验证】用此方治疗皮肤瘙痒症患者61例，经用药3～8剂，均获治愈。

神经性皮炎

神经性皮炎是一种皮肤神经功能障碍性皮肤病，多见于颈部，易复发。发病时患处有阵发性剧烈瘙痒感，随后出现密集成群的针头样玉米粒大小的皮色或褐色多角形扁平丘疹，皮肤逐渐增厚，形成局限性肥厚斑块，呈苔藓样，除颈部外，也发生于肘、大腿内侧、前臂及会阴部。多因精神紧张、兴奋、忧郁以及神经衰弱等，致使气血失调、阴气耗伤、血虚燥热；或脾胃湿热，复感风邪，蕴于肌肤而发病。此病与中医学上的牛皮癣、摄领疮相类似，故又称单纯性苔藓。

 皮炎醋治神经性皮炎

【配方】土槿皮 24 克，雄黄 12 克，乌梅 24 克，米醋 300 毫升。

【制用法】上药用米醋泡 2 周后，滤净，瓶装备用。用时以棉签蘸药液少许涂局部，每日 2～3 次。

【功效主治】清热燥湿消肿，杀虫止痒，软坚散结。主治神经性皮炎。

【加减】剧痒难忍者，加樟脑 12 克。

【调养验证】裴某，男，35 岁。颈、背及四肢苔藓样大小不一的片状皮肤增厚，奇痒难忍，5 年来屡治无效。予本方治疗，2 天后瘙痒减轻，1 个月后皮损处渐恢复，2 个月后基本痊愈。

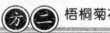 **梧桐菊花治神经性皮炎**

【配方】臭梧桐、蛇床子、豨莶草各 30 克，野菊花 15 克。

【制用法】清水浸泡后，煎煮 30 分钟，滤出药液候温外用。以毛巾浸入温热的药液中，趁热湿敷，揩洗，每日 2～3 次。

【功效主治】神经性皮炎、慢性湿疹、瘙痒性皮肤病。

【调养验证】陆某，女，55岁。右腕患神经性皮炎3年。局部皮肤干燥粗糙，呈苔藓样，瘙痒较甚。用上方搽洗2个月，瘙痒渐减至愈。

 宣肺化湿汤治神经性皮炎

【配方】桂枝9克，麻黄6克，葛根18克，生石膏（先煎）18克，甘草9克，薏苡仁19克，杏仁9克，白芍9克，当归尾12克，大黄3克，生姜9克，大枣7枚。

【制用法】每日1剂，水煎服。

【功效主治】宣肺解表，化湿清热。主治神经性皮炎、泛发性湿疹。

【加减】泛发性湿疹者，加苍术15克，黄柏12克；腿肿者，加鸡鸣散。

【调养验证】用此方治疗患者50例（其中神经性皮炎32例，泛发性湿疹18例），结果治愈38例，好转9例，无效3例，有效率为94%。

 顽癣散治神经性皮炎

【配方】樟脑0.6克，铅粉0.3克，白砒0.15克，斑蝥1只，全蝎3只，生草乌1个，雄黄0.3克，硫黄0.3克。

【制用法】共为细末，备用。用药前，先将患处用新鲜羊蹄根蘸醋擦至局部起红晕为止。属湿性流津者，可将"顽癣散"直接撒于患处。属干性无津者，"顽癣散"可用香油调后涂于患处，每日1次。

【功效主治】祛风止痒，解湿毒。主治神经性皮炎。

【调养验证】冯某，男，43岁。颈部神经性皮炎已10余年，屡治不愈，时重时轻。严重时蔓至整个颈部，搔之流津，痒且痛。嘱其应用"顽癣散"。1料药未曾用完，顽疾基本治愈。以后有时虽有复发，再用药即见效，反复治疗1年余而痊愈。5年后访问患者，答其未再复发。

接触性皮炎

接触性皮炎是因接触某些物理、化学、生物等刺激而引起的皮肤炎症，多发生在皮肤裸露部位。临床表现：接触部位或扩展到身体的其他部位肿胀、瘙痒、红斑、丘疹、烧灼及胀痛，甚则起水疱或大疱以至坏死溃疡等。有的并伴有无力、头痛、头胀等全身症状。中医认为本病系风毒袭表、湿热内蕴、热毒壅遏、气血失和而成。治宜疏风散邪、清热解毒、利湿止痒之法。

 公英银花汤治接触性皮炎

【配方】蒲公英、金银花各30克，生地黄15克，连翘20克，白鲜皮12克，荆芥10克，蝉衣8克，生甘草5克。

【制用法】每日1剂，头煎加水400毫升，轻煎，取汁200毫升；二煎加水300毫升，取汁150毫升，两煎混合，分3次服；三煎之液放凉湿敷患处。

【功效主治】清热解毒，清热凉血，祛风止痒抗敏。主治接触性皮炎。

【加减】若局部焮红肿甚，为血热者，加赤芍、牡丹皮各10克；水疱密集、糜烂、渗液重者，加茯苓20克，泽泻10克，车前子（包煎）30克。

【调养验证】李某，女，54岁。头面红斑、丘疹、水疱、糜烂2天，发疹前一天曾用一洗黑染发。检查：双眼睑高度水肿，难于开合，头、面弥漫红斑、水肿，其上密集针尖样大小水疱，间片状糜烂、渗出，舌红、苔黄、脉滑数。诊断：接触性皮炎。予上药加赤芍10克，茯苓皮20克，泽泻10克，5剂后病愈。

 水牛角治接触性皮炎

【配方】水牛角（先煎）30

中医验方养生治病一本通

克，牡丹皮、连翘、知母、赤芍、玄参各 10 克，黄连、栀子、竹叶、全蝎各 9 克，黄芩 12 克，黄柏 6 克，酒炒生地黄 8 克，金银花 15 克，石膏 24 克。

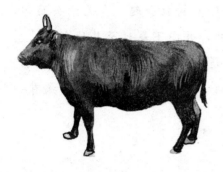

水 牛

【制用法】每日 1 剂，水煎服。

【功效主治】清营泻火，解毒凉血。主治接触性皮炎。

【调养验证】用此方治疗接触性皮炎 1 例，服 4 剂后，颈胸部皮肤开始剥脱，新嫩红。原方增生地黄为 15 克，加减连服 16 剂而愈。1 个月后追访，未复发。

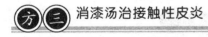 消漆汤治接触性皮炎

【配方】苦参、徐长卿、地肤子、算盘根各 30 克。

【制用法】先用冷水浸泡透后，头煎沸后 20 分钟，2 煎、3 煎各 30 分钟，3 煎混合分 4 等份，取 3 份分 3 次内服，1 份外搽患部。

【功效主治】清热解毒，祛风止痒，活血利水。主治生漆接触性皮炎（漆疮）。

【调养验证】用此方治疗 13 例，其中治愈 9 例，好转 4 例，一般用药 5～7 天。

 清热止痒汤治接触性皮炎

【配方】泽泻、木通、茯苓、金银花、连翘、牛蒡子、白芍各 9 克，知母、防风、苍术各 6 克，蝉蜕、甘草、荆芥各 3 克。

【制用法】每日 1 剂，水煎服。

【功效主治】清热利湿，消肿止痒。主治接触性皮炎。

【调养验证】用此方治疗接触性皮炎 17 例，其中治愈 13 例，好转 3 例，无效 1 例，有效率约为 94.1%。

脂溢性皮炎

脂溢性皮炎是一种常见的皮肤病，与中医学的面游风、白屑风相似，主要因皮肤分泌物过多加上外来刺激引起，多见于头面部，也可累及额、耳后、颈、肩、背等处，并向下蔓延至其他部位。患处皮肤发红、覆盖油腻或干燥的鳞屑或结痂，略带黄色，有痒感。发于头皮部的，日久头发可枯萎脱落，形成脂溢性脱发。本病有一定顽固复发性，应内攻外治相结合。

 首乌菊花汤治脂溢性皮炎

【配方】何首乌 30 克，生地黄、野菊花各 20 克，白蒺藜、羌活、白鲜皮、地肤子、黑芝麻各 15 克，白芍、赤芍、牡丹皮各 12 克，生大黄（后下）10 克。

【制用法】将上药水煎 3 次后合并药液，分早、中、晚口服，每日 1 剂。1 周为 1 个疗程。

【功效主治】脂溢性皮炎。

【加减】若头晕者，加枸杞子、天麻、钩藤（后下）各 10 克；若失眠者，加酸枣仁、远志、土茯苓各 10 克；若大便秘结者，加白术 20 克，柏子仁 15 克；若头皮痒甚者，用百部 30 克，煎水洗头。

【宜忌】忌烟酒及辛辣、油腻之品。

【调养验证】用此方治疗脂溢性皮炎患者 87 例，其中治愈 80 例，显效 4 例，好转 3 例。痊愈的 80 例中，1 个疗程治愈者 32 例，2 个疗程治愈者 28 例，3 个疗程治愈者 20 例。

 芍药山楂汤治脂溢性皮炎

【配方】白芍、山楂、白花蛇舌草、生石膏（先煎）各 30 克，柴胡、黄芩、枳实各 10 克，大黄、生甘草各 6 克。

【制用法】每日 1 剂，水煎 2

次，分 2～3 次服。

【功效主治】清热解毒，通腑泻火，消瘀导滞。主治脂溢性皮炎（肝胃风火证）。

【调养验证】用此方治疗脂溢性皮炎 40 例，其中治愈 28 例，好转 10 例，无效 2 例，有效率为 95%。

 凉血清肺饮治脂溢性皮炎

【配方】生地黄 15 克，玄参 12 克，川石斛 12 克，生石膏（先煎）30 克，寒水石 12 克，白花蛇舌草 30 克，桑白皮 12 克，黄芩 9 克，生山楂 15 克，虎杖 15 克，生甘草 13 克。

【制用法】先将上药用水浸泡 30 分钟，再煎煮 30 分钟，每剂煎 2 次，将 2 次煎出的药液混合。每日 1 剂，分 2 次服。2 周为 1 个疗程，根据病情可以连续用 3～4 个疗程。

【功效主治】养阴除湿清热。主治脂溢性皮炎、痤疮、酒渣鼻。

【加减】使用本方时，若病者皮疹糜烂及伴油腻性脱屑者，加茵陈 15 克，生薏苡仁 15 克；鼻翼潮红者，加制大黄 9 克，苦参片 15 克；皮损呈结节囊肿者，加益母草 15 克，莪术 12 克，以活血化瘀；大便干结者，加全栝楼 12 克，枳实 9 克。

【宜忌】忌食辛辣，少食油腻和甜食，多食蔬菜水果。

【调养验证】刘某，男，27 岁。面部垢腻，见颜面鼻部赤疹累累，症已七八年。舌苔薄黄腻，脉弦滑，病程缠绵，迁延不愈。以上方稍事加减，服用 2 周后，面部赤疹逐渐隐退，巩固治疗近半年。间断服用本方加减，并配合外用颠倒散洗剂（硫黄、生大黄各 7.5 克研极细末，加入生石灰水 100 毫升）涂搽患处，未见复发。

 黄参鲜皮醋治脂溢性皮炎

【配方】生大黄 100 克，川黄连、苦参、白鲜皮各 50 克，冰片 20 克，食醋 600 毫升。

【制用法】将前 5 味药分别研为极细末，加入食醋中浸泡 1 周后备用。治疗时，先按常规消毒皮肤，再涂上药液，每日 3～4 次。

【功效主治】脂溢性皮炎。

【调养验证】用此方治疗脂溢性皮炎患者 65 例，其中治愈 49 例，显效 10 例，有效 5 例，无效 1 例。

癣

癣是由浅部真菌感染而引起的皮肤病。中医认为癣类疾病的基本病机为湿热化浊，侵蚀肌肤。临床上常见有头癣、体癣、股癣、手足癣和花斑癣等。

头癣是发生于头部毛发及皮肤的真菌病。表现为头发无光泽、脆而易断，头皮有时发红，有脱屑或结痂。结黄痂致永久性秃发的是黄癣，脱白屑而不损害毛发生长的是白癣，均有传染性。口服灰黄霉素有效，还应配合剃发、清洗和患处涂药。

体癣临床表现为皮肤上圆形或钱币状红斑，中央常自愈，周边有炎性丘疹、水疱、鳞屑，自觉瘙痒，中医称之为"圆癣"。

股癣以一侧或双侧腹股沟内侧钱币大小圆形或椭圆形红斑、水疱、丘疹，自觉瘙痒为特征，中医称之为"阴癣"。

手足癣以手、足部皮肤起丘疹、丘疱疹、水疱、脱皮、皲裂、自觉瘙痒，反复发作为临床特征，发于手部者为手癣，中医称之为"鹅掌风"；发于足部者为足癣，中医称之为"脚湿气"。

花斑癣俗称"汗斑"，以色素减退或增深的斑块，上覆有秕糠状鳞屑为特征，中医称之为"紫白癜风"。

 鸦胆百部液治癣

【配方】鸦胆子（打碎）20克，生百部30克，白酒、醋各250毫升。

【制用法】上药为治疗一只患手的用量。将药及酒、醋共放入大口瓶内，密闭，浸泡10天后备用。将患手插入瓶中浸泡（浸泡过程要注意尽量减少药液的挥发），每次浸泡30～60分钟，每日浸泡2～3次。

【功效主治】手癣（鹅掌风）。

【调养验证】张某，男，48岁。右手鹅掌风已15年，皮肤粗糙，厚如胼胝，入冬皲裂，遇冷水倍感痛楚，影响工作和休息，经多方中西药内服、外擦治疗无效。后按此方先后用药3剂，浸泡30次，患手临床治愈，随访1年，再未复发。

 藿香洗剂治癣

【配方】藿香25克，生大黄2克，黄精、明矾各10克，白醋500毫升。

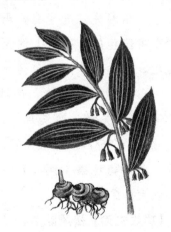

黄　精

【制用法】以白醋浸泡上药24个小时，经煮沸冷却后，将患部浸洗3～4个小时。用药期间，5天内不用肥皂或接触碱性物质，一般1～2剂即可告愈。

【功效主治】手足癣。

【调养验证】张某，女，50岁。患手、足癣，局部起水疱，奇痒。历时三四年，经多方治疗，病情反复不愈，后用上方2剂而愈。随访5年无复发。

 土槿皮治癣

【配方】土槿皮、羊蹄、槟榔、大枫子仁各10克，斑蝥6个。

【制用法】上药研碎，用75％酒精100毫升浸泡2周后滤净，再加酒精到100毫升，瓶装备用。每用少许涂局部，每日1～2次。

【功效主治】清热燥湿解毒，祛风杀虫。主治体癣、股癣、手中癣等久治不愈之顽癣。

【加减】如痛痒较甚者，加樟脑2克（滤净后加入溶化）。

【调养验证】李某，男，30岁。双下肢内侧皮肤瘙痒，呈环形。大小不等，边缘鲜明，微高出皮肤，夏季较重，屡治屡发，诊为体癣。予本方外涂，每日1～2次，连用2周而愈。

疥 疮

疥疮是一种由疮毒细菌传染而引起的疾病。此症初起，形如芥子之粒，故名疥疮。大都是因个人卫生不良，或接触疥疮之人而被传染，也有的是因风、湿、热、虫郁于肌肤而引起。一般是由手指或手丫处发生，渐渐蔓延到全身，只有头面不易波及。其搔痒过度，会使皮肤破裂，流出血水，结成干痂，其中有虫，日久化脓，又痛又痒，难过至极。内服可吃清热、凉血、散风、解毒的食物，外治也应同时实行。

方一 硫黄枯矾治疥疮

【配方】硫黄、枯矾各 65 克，苍术、白芷、苦参、花椒、蛇床子、防风、荆芥、狼毒、绿豆各 30 克，凡士林适量。

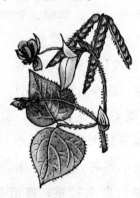

绿 豆

【制用法】上药（除硫黄）共为细末，过 200 目筛，将药粉倒入熔化硫黄中，并充分拌匀，冷凝后再研成细粉，加凡士林适量搅匀为面团状，分成每 50 克 1 块备儿用。用时先洗净全身，再用细纱布将药包好，在火上烤至药液浸出，用力涂至患处，再涂全身。每日早晚各涂 1 次，连续 3 天，第 4 天洗澡，换洗席、被、衣，此为 1 个疗程。一般 1～2 个疗程，应停药观察 1 周，无新皮损出现为痊愈。

【功效主治】祛风除热，利湿杀虫。主治疥疮。

【调养验证】治疗 1696 例，治疗结果 1 个疗程治愈者 1299 例，2 个疗程以上治愈者 397 例，治愈率为 100%。

矾雄消疥膏治疥疮

【配方】白矾、雄黄各 25 克，硫黄 20 克，凡士林 80 克。

【制用法】将前 3 味药共研细面，加凡士林混合调成膏，外涂。

【功效主治】解毒杀虫。主治疥疮。

【调养验证】用此方治疗疥疮 21 例，结果治愈 17 例，好转 3 例，无效 1 例，有效率约为 95.2%。

硫黄花椒汤治疥疮

【配方】硫黄 90 克，花椒 50 克，雄黄、白鲜皮、黄柏、蛇床子各 30 克，苦参 40 克，青黛、明矾各 20 克。

【制用法】上药用水 2000 毫升，放大沙锅内，用文火煎 30 分钟，浓缩为 1000 毫升。每剂连煎 4 次，每日外洗 1 次。

【功效主治】解毒杀螨，除风止痒，清热燥湿。主治疥疮。

【调养验证】刘某，男，24 岁。患疥疮 1 年，缠绵日久难愈，舌质红，苔厚腻，脉弦数。治宜解毒杀虫、除湿止痒，用硫黄、花椒汤 2 剂外洗，洗后患者痒顿

减。继用原方 1 剂，痊愈。

 百部硫黄汤治疥疮

【配方】百部、蛇床子、大枫子、藜芦、川黄连、硫黄各 30 克，川花椒、苦参各 15 克。

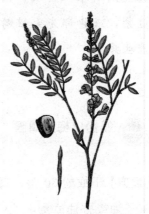

苦　参

【制用法】将上药加水 2000 毫升，煎至 1500 毫升，睡前外洗患处。1 剂药可用 2 天。

【功效主治】清热解毒，祛风杀虫。主治疥疮。

【调养验证】用此方治疗疥疮患者 89 例，经用药 1～2 剂后，其中治愈者（瘙痒停止，皮疹消失，经观察 1 个月未复发者）85 例，好转（瘙痒减轻，皮疹减少）3 例，无效（瘙痒及皮疹无变化）1 例。

鸡 眼

鸡眼是一种多见于足底及足趾的角质增生物。呈灰黄色或蜡黄色，系足上较突出部分的皮肤长期受压或摩擦，发生局限性角层增厚，其尖端渐深入皮层，圆形基底裸露皮外，坚硬如肉刺，行走时因鞋过紧，或脚部先天性畸形，长期重心固定，使尖端压迫神经末梢，产生疼痛。

 蜈蚣乌梅治鸡眼

【配方】干蜈蚣30条，乌梅9克，菜子油或香油适量。

【制用法】将蜈蚣、乌梅焙干，共研细末，装入瓶内，再加入菜子油（以油浸过药面为度）。浸泡7～10天后，即可使用。用时先将1％盐水浸泡患部15～25分钟，待粗皮软化后，剪除粗皮（以见血丝为宜），再取适量药膏调匀，外敷患处，用纱布包扎，每12个小时换药1次。

【功效主治】通络止痛，解毒散结。主治鸡眼。

【调养验证】用此方共治疗鸡眼患者87例，痊愈（3年不复发）71例，有效15例，无效1例，有效率约为98.9％。

 鸦胆子治鸡眼

【配方】鸦胆子仁5粒。

【制用法】先将患部用温开水浸洗，用刀刮去表面角皮层，然后将鸦胆子捣烂贴患处，外用胶布黏住。每3～5天换药1次。

【功效主治】鸡眼，脚垫。

【调养验证】用此方治疗鸡眼患者15例，其中治愈12例，好转3例，有效率为100％。

 葱白液治鸡眼

【配方】葱白液（即葱叶内带

黏性的汁液）。

【制用法】取鲜大葱，将葱叶头割断，用手挤其液。缓慢涂擦数次可愈。

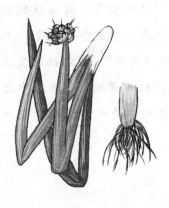

葱　白

【功效主治】通阳杀菌。主治鸡眼。

【调养验证】用此方治疗患者93例，其中治愈69例，好转20例，无效4例，有效率约为95.7%。

生半夏治鸡眼

【配方】生半夏100克。

【制用法】将生半夏晒干后，研为极细末，装入瓶内密闭备用。用时，先将鸡眼浸温水中泡软，削去角化组织，以有渗血为度，放上生半夏粉，并用胶布贴上，1周内即可脱落。如未脱落者，可如同前法再用1次。

【功效主治】鸡眼。

【调养验证】用此方治疗鸡眼患者136例，用药1次治愈者95例，用药2次治愈者41例，有效率为100%。

六味鸡眼膏治鸡眼

【配方】五倍子、生石灰、石龙脑、樟脑、轻粉、血竭各1克，凡士林12克。

【制用法】各研细粉，调匀（可加温）成膏即成。先用热水泡洗患处，待鸡眼外皮变软后，用刀片仔细刮去鸡眼的角质层，贴上剪有中心孔的胶布（露出鸡眼），敷上此药，再用胶布贴在上面。每日换药1次。

【功效主治】杀菌解毒，散结止痛。主治鸡眼。

【调养验证】用此方治疗鸡眼50例，其中5～7天治愈者24例，7～10天治愈者25例，效果不太理想者1例。

脱　发

脱发是指非生理性脱落的一类疾病，包括斑秃、脂溢性脱发等疾病。其中，斑秃是一种头发突然成片脱落、头皮鲜红光亮、无明显自觉症状的慢性皮肤病，相当于中医的"油风"；脂溢性脱发是指在头皮脂溢性皮炎的基础上发生的头发细软、稀疏、脱落，中医称之为"发蛀脱发"。中医认为脱发的基本病机为风盛血燥、气血亏虚、精血不足、气血瘀滞而致发失所养。

方一　菟丝首乌治脱发

【配方】菟丝子、制首乌、女贞子、桑葚子、旱莲草、熟地黄、枸杞子、茯苓各12克，当归、肉苁蓉各9克。

【制用法】每日1剂，水煎服。

【功效主治】补益肝肾。主治脱发。

【调养验证】王某，女，28岁。产后哺乳，夜寐不佳，精神紧张，头发全部脱落，虽四处求治，均未见效。诊其舌脉，未见异常。根据情绪紧张，与肝有关，肝藏血，血少则无以营发故发落。治疗以补肝肾为主，并嘱其停止哺乳。上方送进10余剂后，仔细观察，新发生出如汗毛。服至80剂，满头新发乌黑。

方二　益肾荣发丸治脱发

【配方】熟地黄250克，制首乌160克，补骨脂120克，菟丝子120克，骨碎补120克，枸杞子150克，五味子90克，覆盆子120克，黑胡麻120克，肉苁蓉180克，全当归120克，大川芎60克，炙黄芪180克，紫河车180克，制黄精180克，潞党参180克，广陈皮90克，炒白术120克，白茯苓120克，炙甘草60克。

【制用法】上药晒干，共研细

粉，过100目筛，加白蜜和白水等量，泛丸如绿豆大。每次10克，每日3次，饭前白开水送服。

【功效主治】全秃、斑秃。

【调养验证】徐某，男，54岁。患全秃3年，头皮不痒，无脱屑，神疲，畏冷，食欲缺乏，夜寐差，二便通调，脉细无力，舌苔薄。服本方1料，历时2个月，新发生长，精神、食欲、睡眠均好转。又服1料，头发全部生长，茂荣黑润。随访10余年，发如常人。

 生发煎治脱发

【配方】桃仁9克，红花9克，赤芍9克，川芎5克，当归须10克，麝香0.03克，生姜2片，红枣7枚，葱白3根。

【制用法】黄酒半斤加适量水，将药倒入浸泡1个小时后煎，煮沸后再煎25分钟，去渣，滤取药汁300～500毫升（如有麝香可加入0.03克，再煮10～15分钟后服），每日煎服2次。

【功效主治】活血化瘀，透络通窍。主治脂溢性脱发、斑秃。

【加减】若阴虚血少者，可加

生、熟地黄各15克；肝肾阴亏者，可加甘枸杞10克，潼、白蒺藜各15克。以发为血之余，方中若配何首乌20克，黑芝麻20克等养阴生血之品，寓于活血通络之中，通中有补，其效果更为理想。

【调养验证】用此方加减治疗脱发31例，其中痊愈23例，好转6例，无效2例，有效率约为93.5％。

 生地当归汤治脱发

【配方】生地黄、熟地黄、侧柏叶各15克，当归、黑芝麻各20克，何首乌25克。

【制用法】每日1剂，水煎2次，分2次服。

【功效主治】养血清热。主治风热血燥之脱发。

【宜忌】治疗期间忌辛辣食物，少用肥皂洗头。多食新鲜蔬菜和水果。

【调养验证】以此方治疗脱发30例，痊愈7例，好转23例，全部有效。平均服药70天。长发最快者为30天。

银屑病

银屑病又称牛皮癣，是一种常见的慢性炎症性皮肤病，常发于头皮和四肢伸面，尤其是肘和膝关节附近，临床表现以浸润性红斑及多层银白色鳞屑的血疹或斑片为主，病程经过缓慢，有多发倾向。如果刮去鳞屑及其下面的发亮薄膜后有点状出血，有痒感，常于夏季减轻或自愈，冬季复发或恶化。银屑病病程长，病情变化多，时轻时重，不易根治。根据临床症状不同，可分为寻常型、脓疱型、关节病型和红皮病型等四型。中医称本病为"白疕"、"干癣"、"松皮癣"，其基本病机为营血不足、化燥生风、肌肤失养。

 九味消银散治银屑病

【配方】白花蛇舌草、乌梢蛇各60克，三七粉、苦参各50克，白鲜皮、土槿皮、赤芍、丹参、当归各30克。

【制用法】将上药共研为细末，装入0.3克胶囊。用药头3天每日1粒；用药第4～6天，每日3次，每次2粒；以后为每日3次，每次2粒。均为饭后服用，20天为1个疗程。

【功效主治】清热解毒，凉血活血。主治银屑病。

【调养验证】用此方治疗120例，结果痊愈89例，有效23例，无效8例，有效率约为93.3%。

 生地赤芍汤治银屑病

【配方】生地黄15克，赤芍9克，牡丹皮15克，紫草15克，金银花15克，土茯苓30克，生薏苡仁30克，蛇蜕12克，黄连6克，荆芥炭6克，生石膏（先煎）30克，知母15克，生甘草6克。

【制用法】每日1剂，水煎服。

【功效主治】清热解毒，凉血利湿。主治银屑病。

【调养验证】李某，女，18岁。全身红斑、瘙痒不堪而来诊治。诊断为银屑病进展期，辨证属热入血分，气血两燔，予以本方治疗。服药2剂则皮疹颜色变淡，瘙痒明显减轻，6剂痊愈。

 柴葛汤加减治银屑病

【配方】柴胡15克，葛根15克，白芷10克，桔梗12克，元参15克，石膏（先煎）25克，赤芍12克，生甘草10克，金银花15克，连翘15克，穿山甲15克，川芎10克，大黄5克，茵陈15克，苦参15克，黄柏15克，蒲公英15克，紫花地丁15克。

【制用法】每日1剂，水煎服。

【功效主治】辛凉解肌表邪气。主治银屑病。

【加减】痒重者可加地肤子、白鲜皮，皮屑多者可加入薏苡仁。

【调养验证】王某，女，15岁。患者面色潮红，口唇发干，全身脱屑，且头昏及恶心，舌面沟状，苔黄腻，脉弦数，结合皮损所见，诊为干癣（银屑病）进

行期。以柴葛解肌汤加减治之。服药3剂后，皮损潮红减轻，痒感渐微。服用7剂后皮损变薄而无新疹，疗效显著。服至11剂后，全身已不见皮损，残有浅淡色素治愈斑，获临床治愈。

 生元饮治银屑病

【配方】生地黄15克，玄参15克，栀子12克，板蓝根15克，蒲公英10克，紫花地丁12克，野菊花10克，贝母12克，土茯苓12克，桔梗10克，当归10克，赤芍10克，天花粉10克，甘草6克。

【制用法】每日1剂，水煎服。

【功效主治】清营解毒，清热活血。主治银屑病。

【调养验证】林某，男，46岁。患者因感冒后四肢伸侧及背部出现红色皮疹20天，皮损见上述部位有绿豆大丘疹及斑片，上覆银屑。舌红紫，脉弦滑。经服生元饮15天后，皮损色淡，鳞屑减少，新疹停止出现。21天后，背及前臂大部分皮损消退。33天后临床痊愈。

白癜风

白癜风又称白驳风、白癜、斑白，是一种后天性的局限性皮肤色素脱失症。常因皮肤色素消失而发生大小不等的白色斑片，好发于颜面和四肢，常无自觉症状。白斑部皮肤正常，只有对称性的大小不等的色素脱失症状。白癜风周边常可见黑色素增多现象，皮损大小、形状、数目因人而异，可发生于人体表皮任何部位。此病少数可自愈，多数发展到一定程度后长期存在，只影响容貌，不影响身体健康，可用染色剂遮盖，一般可不予治疗。中医认为其基本病机为气血失和，或精血不足，皮毛失去濡养。

 白芷治白癜风

【配方】白芷 100 克。

【制用法】将上药打碎成粗粒，加入 70％ 酒精 500 毫升，浸泡 10 天，过滤，加入氮酮 50 毫升备用。用棉签涂搽药液于患部，每日 2 次，涂药后适度日晒患部。个别顽固病例，另取白芷 6 克研末，日分 2 次冲服。

【功效主治】白癜风。

【调养验证】王某，男，20 岁。双侧耳后白斑 2 厘米×1 厘米，已 5 年，曾用西药治愈，但 1 年后复发。遂以上方制备药液，涂药 1 个月尚无显效，嘱继续外用；另取白芷 6 克研末，日分 2 次冲服。半年后白斑消退。1 年后随访，未见复发。

 桑枝桑葚治白癜风

【配方】鲜桑枝 1500 克，桑葚子 500 克，何首乌 250 克，生地黄 250 克，白蒺藜 250 克，补骨脂 250 克，益母草 500 克，玄参 250 克。

【制用法】上药煎熬，去渣，浓缩成 1000 毫升，加入蜂蜜 500 毫升，收成 1200 毫升。每日服 3 次，每次 20～30 毫升。一般连服

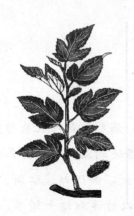

桑 枝

上方 2 料即可见效，如未愈，可
继服 3～4 料。

【功效主治】白癜风。

【调养验证】鲁某，女，38 岁。
于右侧头面部遍布白斑，经多方医
治无效。处以上方，连服 2 料后，
白斑基本消退，仅遗右额角豆大一
点未能消退，随访 5 年余，未曾复
发增大。

 白蒺藜蜜丸治白癜风

【配方】白蒺藜 50 克，白茯
苓、生黄芪、补骨脂、当归、丹
参、鸡血藤各 30 克，红花、防风
各 15 克。

【制用法】将上药共研末，用
纯枣花蜜炼蜜为丸，每丸 10 克。
口服，每日 2 次，每次 1 丸。1 个
月为 1 个疗程，治疗 1～2 个疗程。

【功效主治】清热凉血，补肝
肾。主治白癜风。

【宜忌】忌食辛辣刺激、鱼腥
之品。

【调养验证】用此方治疗 100
例，其中治愈 56 例，好转 41 例，
无效 3 例，有效率为 97％。

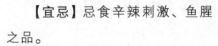 何首乌汤治白癜风

【配方】何首乌 25 克，白蒺
藜、黑芝麻、女贞子、沙苑子各
15 克，苏木、芫蔚子、赤芍、蝉
蜕各 10 克，大枣 6 枚。

【制用法】将上药水煎分 2～3
次口服，每日 1 剂，10 剂为 1 个疗
程，间隔 2～3 天后，再行下一个疗
程。白斑局部可配合日光浴，每次
15～20 分钟，每日 2～3 次，或者
多做户外活动，使白斑处多接触日
光照射，但要避免强光暴晒。

【功效主治】白癜风。

【调养验证】用此方治疗白癜
风患者 68 例，其中痊愈 45 例，好
转 20 例，无效 3 例。治愈的 45 例
中，1 个疗程治愈者 16 例，2 个疗
程治愈者 18 例，3 个疗程治愈者 11
例。治程中，未见不良反应发生。

尖锐湿疣

　　尖锐湿疣是由病毒引起的性传播疾病，病原体是人乳头瘤病毒，多半通过性交感染，在上皮细胞内生长，温暖潮湿的环境更易繁殖。其好发部位在皮肤、黏膜交界的温暖湿润处，如阴部、肛周、阴茎等。初起为小而柔软的疣状淡红色丘疹，以后逐渐增大增多，表面凹凸不平，呈乳头样或菜花样，根部可有蒂，表面湿润，可因潮湿刺激浸渍而破溃、糜烂、出血。疣体巨大，可覆盖整个阴部。尖锐湿疣偶可见于生殖器以外的部位，如腋窝、脐窝、乳房、趾间等。

方一　熟地当归汤治尖锐湿疣

　　【配方】熟地黄、当归尾各10克，板蓝根、夏枯草各15克，白芍、赤芍、红花、桃仁各9克，川芎、白术、穿山甲、何首乌各6克，甘草4克。

　　【制用法】每日1剂，水煎，

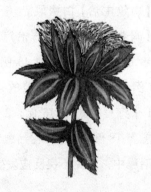

红花

分2次服。6～8剂为1个疗程。

　　【功效主治】养血活血，解毒散结。主治尖锐湿疣。症见男女生殖器上出现菜花状、乳头状或蕈状的丘疹，表面湿润，触之易出血，伴全身不适、食欲缺乏、乏力等症状。

　　【调养验证】用此方治疗尖锐湿疣19例，其中治愈11例，好转6例，无效2例，有效率约为89.5%。

方二　板蓝根土茯苓治尖锐湿疣

　　【配方】板蓝根50克，土茯苓、玄参、黄连各30克，百部、地肤子、蛇床子、苦参各 25 克，龙胆草、炒黄柏各 15 克，蝉蜕 5 克。

【制用法】将上药水煎 2 次，分 3 次口服。用第 3、第 4 次煎液熏洗患处，并用 2.5％ 5-氟尿嘧啶药液点于疣体表面，每日数次。

【功效主治】尖锐湿疣。

【调养验证】用此方治疗尖锐湿疣患者 38 例，经 1 个疗程（10 天）痊愈者 25 例，2 个疗程痊愈者 10 例，显效 3 例。

 马齿苋治尖锐湿疣

【配方】马齿苋 60 克，大青叶 30 克，明矾 21 克。

【制用法】煎水先熏后洗，每日 2 次，每次 15 分钟。熏洗后，外用六一散 30 克，枯矾粉 9 克，混合后撒疣体上。

【功效主治】清热解毒利湿。主治尖锐湿疣。

【调养验证】用此方治疗尖锐湿疣患者 19 例，其中治愈 16 例，显效 2 例。痊愈者随访 1 年，均未复发。

 马齿苋芒硝治尖锐湿疣

【配方】马齿苋 30 克，败酱草、土茯苓、板蓝根、萹蓄、芒硝各 20 克。

【制用法】上药加水煎，取药液 500 毫升，倒入干净盆中，搽洗患处，然后再坐浴 10 分钟。早晚各 1 次，1 周为 1 个疗程。

【功效主治】尖锐湿疣。

【调养验证】用此方治疗尖锐湿疣 20 例，其中治愈 13 例，好转 5 例，无效 2 例，有效率为 90％。

 黄柏香附治尖锐湿疣

【配方】黄柏、香附各 50 克，川黄连 30 克，白矾、莪术、苦参、川椒各 20 克，生甘草 10 克。

【制用法】将上药水煎去渣，浓缩至 250 毫升，外洗患处。每日 1 次，5 次为 1 个疗程。可连用 2～3 个疗程。

【功效主治】尖锐湿疣。

【调养验证】用此方治疗尖锐湿疣患者 35 例，均获得治愈。4 例复发，复发者再次用本方治疗 2 个疗程痊愈。

骨伤科疾病验方

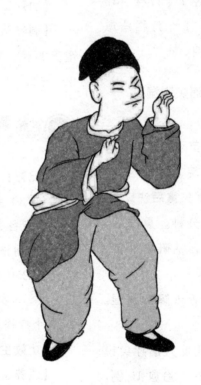

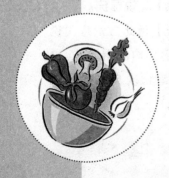

本章看点 ▼

骨　折

　　骨折是一种常见的骨头折伤病症。中医称为折疡、折骨。常因跌仆、闪挫、压扎、负重、劳损，或是从高处坠落或摔打跌倒所致。根据病变症状可分为一般性骨折和粉碎性骨折两种。甚者疼痛难忍、骨头有凸状、皮肉组织瘀肿等现象。

 方一　当归尾桃仁治骨折

【配方】当归尾、桃仁、红花、苏木、炮穿山甲各15克，栝楼、生地黄、自然铜、杜仲、骨碎补、枳实、乳香、没药、生甘草各10克。

【制用法】将上药水煎3次后合并药液，分2～3次温服。每日1剂。1个月为1个疗程。

【功效主治】骨折。

【调养验证】用此方治疗骨折患者49例，一般用药2～3个疗程，均可痊愈。

方二　黄芪党参治骨折

【配方】黄芪15克，党参10克，桃仁10克，红花6克，当归15克，赤芍10克，川芎15克，木香10克，地龙10克。

【制用法】每日1剂，分2次水煎服。

【功效主治】补气活血，散瘀消肿，行气止痛。主治骨折。

【调养验证】用此方治疗骨折患者6例，均收到了不同的效果。

方三　黄芪枸杞治骨折

【配方】黄芪、枸杞子、怀山药、茯苓、骨碎补、川续断、杜仲各50克，党参、自然铜、䗪虫、生大黄、田三七各40克，细辛、桂枝、白芍、广木香各15克。

【制用法】将上药研为极细末，过120目筛，炼蜜为丸，每丸重6克。每日3次，每次1丸，黄酒或白开水送服。1个月为1个疗程。

【功效主治】骨折。

【调养验证】用此方治疗骨折患者68例，经用药2～6个疗程后，其中，治愈者66例，无效者2例。

鹿角霜熟地治陈旧性骨折

【配方】鹿角霜15克，熟地20克，锁阳15克，水蛭10克，甲珠10克，片子姜黄10克，黄明胶10克，骨碎补30克，香附10克。

【制用法】每日1剂，水煎服（儿童用量可酌减）。

【功效主治】益肾壮骨，舒筋通络。主治陈旧性骨折。

【调养验证】邓某，男，35岁。患者不慎跌伤，右腕关节部肿痛，治疗2个月后照片发现右腕舟骨骨折，有骨质吸收呈空洞。继续用石膏固定2个月，服中药，照片复查无好转。现右腕关节疼痛，活动时痛甚。检查右腕关节肿胀，压痛，尺偏试验（＋），第二掌骨头叩击试验（＋），屈腕痛。诊断为陈旧性右腕舟骨骨折。采用三合一小夹板固定腕关节2

个月，服用此方50剂。复查腕关节肿痛消失，腕屈伸活动无反应，1个月照片，骨折囊腔消失，2个月照片骨折处有骨小梁通过。

方 五 田七白芷治肋骨骨折

【配方】田七125克，血竭150克，白鸡肉150克，白芷150克，芦荟150克，当归500克，生地黄500克，赤芍500克，栀子500克，桑寄生500克，骨碎补500克，乌药500克，川芎250克，红花250克，乳香250克，没药250克，莪术250克，延胡索250克。

【制用法】田七、血竭、栀子、芦荟打碎，白鸡肉煮熟，与其他药混匀，放入缸内，加入米酒100毫升，密闭浸泡30天后，压榨残液、静置澄清、滤过、装瓶备用。用时取适量外搽患处。

【功效主治】活血化瘀，消肿止痛。主治肋骨骨折。

【宜忌】皮肤损伤者忌用。

【调养验证】此方配合治疗肋骨多发性骨折并气血胸28例，1例无效，有效率约为96.4%。

肩周炎

　　肩周炎是一种肩周围关节软组织的慢性退行性病变，又称五十肩。多见于50岁左右的人，发病机理是因人到中年后，肾气不足，气血渐亏，加之早期劳累，肩部露外受凉，寒凝筋膜，机体新陈代谢功能减弱，各种组织出现退化性变化，肩关节功能性活动减弱等因素。

　　本病起病缓慢，患者常感肩部酸痛，不能持重物，初发1～2周后，疼痛渐增，肩关节外展、外旋功能开始受限。重症者肩臂肌肉萎缩，疼痛较重。常不能举臂梳头、穿衣和背手搭背，夜间尤甚。

方一　生山楂甘草治肩周炎

　　【配方】生山楂50克，桑葚子50克，桑枝25克，乌梅25克，白芍20克，伸筋草20克，醋制延胡索20克，姜黄15克，桂枝15克，威灵仙15克，醋制香附15克，甘草10克。

　　【制用法】水煎温服，3天2剂，1个月为1个疗程。服药期间除配合练功外停用其他药物或疗法。

　　【功效主治】舒筋通络，祛瘀行痹止痛，滑利关节。主治肩周炎。

　　【调养验证】用此方治疗肩周炎患者3例，均收到良好的效果。

方二　白芍炒地龙治肩周炎

　　【配方】白芍、炒地龙各400克，制马钱子、红花、桃仁、威灵仙各350克，乳香、没药、骨碎补、五加皮、防己、葛根、生甘草各150克。

　　【制用法】将上药共研为极细末，装入胶囊，每粒含生药0.2克，成人每次口服3粒，每日3次，温开水送服。15天为1个疗程，休息 3 天，再行下 1 个疗程。

【功效主治】肩周炎。

【调养验证】用此方治疗肩周炎患者 67 例，其中治愈 58 例，显效 5 例，有效 3 例，无效 1 例。

 桂枝大枣治肩周炎

【配方】桂枝、大枣、姜黄、羌活各 15 克，生姜、甘草各 10 克，白芍、桑枝各 30 克。

【制用法】每日 1 剂，水煎服。

【功效主治】助阳通脉，散寒止痛。主治肩周炎。

【加减】痛甚者，加蜈蚣 2 条，全蝎 6 克；疼痛向项背或前臂、上臂放散者，加海桐皮、威灵仙各 15 克。

【调养验证】用此方治疗肩周炎患者 30 例，痊愈 20 例，显效 8 例，无效 2 例，有效率约为 93.3%。

方四 川乌细辛治肩周炎

【配方】川乌、草乌、细辛、樟脑各 90 克，冰片 10 克，老陈醋适量。

【制用法】将上方前 5 味药分别研为极细末后，混合均匀备用。用时，根据疼痛部位的大小，取药末适量，用老陈醋调成糊状，均匀敷在压痛点上，厚约 0.5～0.7 厘米，外裹纱布，然后用热水袋热敷 20～30 分钟，每日 1～2 次。

【功效主治】肩周炎。

【调养验证】用本方治疗肩周炎患者 48 例，其中治愈 42 例，显效 4 例，无效者 2 例。

方五 桂枝生姜治肩周炎

【配方】桂枝 12 克，白芍 15 克，生姜 6 克，大枣 5 枚，炙甘草 12 克。

【制用法】每日 1 剂，水煎服。

【功效主治】益气养阴，通络止通。主治肩周炎。

【加减】汗多者，加黄芪 20 克；肩臂手麻木者，加当归 15 克，川断 70 克，夜交藤 20 克，桑枝 15 克；肩项疼痛发硬者，加葛根 20 克，片姜黄 15 克。

【调养验证】用此方治疗肩周炎 23 例。痊愈 20 例，显效 3 例，有效率为 100%。

骨质增生

骨质增生是40岁以上的中年人出现的不同程度、不同部位的骨组织增生性病变。该病是由于人到中年以后体质虚弱、骨质退行性变，加之长期站立、行走或长时间地持于某种姿势，肌肉牵拉或撕脱出血，血肿肌化，致骨边缘形成刺状或唇样的骨质增生。其疼痛部位一般为腰椎、胸椎和颈椎，表现为腰痛，严重时腰伸不直、腰痛难忍，翻身与站立都困难，而且会伴有头晕、头痛、颈部活动不便、有僵硬感觉等。

 白花蛇治骨质增生

【配方】白花蛇（学名银环蛇）4条，威灵仙72克，当归、䗪虫、血竭、透骨草、防风各36克。

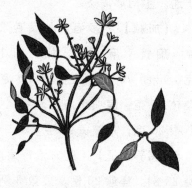

威灵仙

【制用法】共碾细末，过筛。每服3克，每日服2次，开水送服。以上为1个月药量，服完即症状消失。

【功效主治】骨质增生。

【调养验证】宛某，女，52岁。X线摄片示：第3腰椎右下，第4腰椎右上呈雀嘴样骨质增生，第1、第4腰椎体轻度唇状增生。经对症治疗无效，予服用本药。连服1个月后，疼痛消失，恢复劳动，随访腰痛未再发作。

 象牙砂仁治骨质增生症

【配方】象牙100克，砂仁（后下）15克，独活20克，赤芍30克，怀牛膝30克，当归尾30克，熟地70克，肉苁蓉20克，骨碎补 50 克，淫羊藿 30 克，鸡血藤 30 克，莱菔子 30 克，白蒺藜 60 克。

【制用法】上药共为细末，炼蜜为丸，每丸重 10 克，早、晚各服 1 丸。每服 1 丸后，吃蒸熟鹅蛋 1 枚。

【功效主治】补肾强筋，活血止痛。主治骨质增生症。

【调养验证】裴某，男，老人。脚跟疼痛已半年，经所在地医院 X 线检查诊断为骨质增生。经服用此方 1 副，药完病愈，随访未复发。

 当归白芍治骨质增生症

【配方】全当归、白芍各 40克，川芎、炒艾叶、地龙、炙川乌、五加皮、木通、川花椒、萆薢、防风各 30 克，生姜汁 100 毫升，陈醋适量，冰片 5 克。

【制用法】上药共研为极细末后，加入姜汁、陈醋成糊状，贮瓶内备用。用时，以此药糊敷患处，每日换药 1 次。1 剂药一般可用 2～3 天，2 剂药为 1 个疗程。

【功效主治】骨质增生症。

【调养验证】用此方治疗骨质增生患者 65 例，用药 1～3 个疗程治愈 61 例，显效 3 例，无效 1例，有效率约为 98.5％。

方四 鹿衔草乌梅治骨质增生症

【配方】鹿衔草 20 克，白芍20 克，威灵仙 12 克，乌梅 10 克，赤芍 10 克，骨碎补 10 克，鸡血藤 15 克，甘草 5 克。

【制用法】每日 1 剂，煎服 2次。药渣外敷，15 天为 1 个疗程，服 2 个疗程。

【功效主治】骨质增生症。

【加减】肝肾亏虚型加桑寄生、木瓜、黄连；寒湿阻滞型加桂枝、制川乌、当归；气滞血瘀型加乳香、红花。颈椎病变者，加葛根、羌活；胸椎病变者，加狗脊、穿山甲；腰椎病变者，加杜仲、牛膝；骶髂关节病变者，加当归；膝关节病变者，加白芷、桑枝；跟骨病变者，加川芎、槟榔；并发坐骨神经痛者，重用白芍。

【调养验证】用此方治疗骨质增生症患者 272 例，服药 2～3 个疗程后，均获得良好效果。

腰椎骨质增生

腰椎骨质增生，亦称腰椎肥大性脊椎炎、腰椎退化性骨关节病、腰椎骨性关节炎、增生性脊柱炎等。其增生部位可见于椎体前后缘、椎小关节等。一般认为，骨质增生是由于脊椎受损、所受压力改变、过度劳损而出现的保护性反应，但骨刺的形成又可成为一种病理因素而压迫或刺激与脊性有关的组织，从而出现一系列症状。如：腰部酸痛不适、僵硬、活动不利、不能久坐、腰椎曲度变直、局部压痛和肌肉痉挛，严重者可见脊柱侧弯、下肢麻木酸痛、肌肉萎缩、不能久行或有间歇性跛行，甚至出现脊髓压迫症状。

该病属于中医学中"骨痹"、"骨痛"等范畴。

 当归川断治腰椎骨质增生

【配方】当归、川断、杜仲、羌活、炒乳香、炒没药各15克，蜈蚣2条，细辛、甘草各6克，熟地黄12克，桑寄生30克，乌梢蛇、丹参、牛膝各12克。

【制用法】每日1剂，水煎服。

【功效主治】补肾温阳，祛风散寒，化瘀通络。主治腰椎骨质增生。

【调养验证】用此方治疗腰椎骨质增生50例，疼痛消失，参加强劳动44例，腰痛明显减轻自觉症状好转5例，无效1例。

 当归丹参治腰椎骨质增生

【配方】全当归、丹参各30克，白芍50克，杜仲、川续断、狗脊、淫羊藿、肉苁蓉、木瓜各15克，鹿衔草、红花、桃仁、莱菔子、桂枝、生甘草各10克。

【制用法】将上药水煎3次后合并药液，分2～3次口服，每日1剂。1周为1个疗程。

【功效主治】腰椎骨质增生。

【调养验证】用此方治疗腰椎骨质增生患者136例，经用药2～4个疗程临床治愈120例，显效9例，有效5例，无效2例，有效率为 98.5%。

方三 独活治腰椎骨质增生

【配方】独活、续断、怀牛膝各 15 克，海桐皮各 30 克，秦艽 18 克，杜仲、威灵仙、当归、地龙各 10 克，巴戟天 12 克，狗脊、骨碎补、生甘草各 9 克。

【制用法】每日 1 剂，水煎服；重症每日 2 剂。10 天为 1 个疗程，疗程间隔 3～5 天。

【功效主治】补肾强腰，祛风湿通络。主治腰椎骨质增生（肾精亏损，风湿阻滞经络）。

【调养验证】治疗腰椎骨质增生 54 例，完全缓解 41 例，好转 10 例，无效 3 例，有效率约为 94.4%。

方四 白芍治腰椎骨质增生

【配方】白芍、海桐皮各 30～40 克，秦艽、威灵仙、木瓜各 20～30 克，独活、川续断、巴戟天、狗脊、骨碎补、全当归、地龙、延胡索、生甘草各 10～15 克。

【制用法】每日 1 剂，水煎，分早晚 2 次口服。重症者每日 2 剂，分 4 次服。10 天为 1 个疗程，

2 个疗程间休息 3～5 天，再行下一个疗程治疗。

【功效主治】腰椎骨质增生。

【加减】若疼痛剧烈者，加乳香、没药、细辛各 10～12 克；若便秘者，加大黄（后下）10 克。

【调养验证】用此方治疗腰椎骨质增生患者 120 例，经用药 1～2 个疗程治愈 113 例，显效 4 例，无效 3 例，有效率为 97.5%。

方五 木瓜治腰椎骨质增生

【配方】威灵仙 15 克，木瓜、白术、川断、当归各 12 克，羌活、香附、桂枝、牛膝各 9 克，干姜 6 克，三七粉 5 克（冲服）。

【制用法】每日 1 剂，水煎，饭后服。

【功效主治】祛风散寒，活血止痛。主治腰椎骨质增生、梨状肌损伤、臀大肌损伤、臀中小肌损伤等所致坐骨神经痛。

【调养验证】用此方治疗坐骨神经痛（干性）26 例（其中腰椎骨质增生所致坐骨神经痛者 12 例），痊愈 4 例，基本痊愈 17 例，好转 3 例，无效 2 例，有效率约为 92.3%。

腰椎间盘突出症

　　本病是指腰椎间盘发生退行性病变以后，因某种原因（损伤、过劳等）致纤维环部分或全部破裂，连同髓核一并向外膨出，压迫神经根或脊髓引起腰痛和一系列神经症状的病症。疼痛，特别是根性疼痛为腰椎间盘突出症的主要症状，应用常规骨科止痛药往往无效，而对于疼痛剧烈或较重的早期病例，手法治疗多难以耐受，有些甚至引起症状加重；另一方面，应用麻醉或激素类药物虽然大部分效果明显，但对其不良反应有较多禁忌。

 杜仲治腰椎间盘突出症

　　【配方】全当归、菟丝子、杜仲、川续断、鸡血藤、骨碎补、白芍各60克，延胡索、威灵仙、木瓜、细辛、狗脊各45克，核桃仁、黑芝麻各200克，广木香、香附各30克，蜂蜜适量。

　　【制用法】将上药分别研为极细末，过120目筛，混合均匀，炼蜜为丸，每丸重8克。每次服1丸，每日3次，取黄酒或白开水送服。上药用完为1个疗程。

　　【功效主治】腰椎间盘突出症。

　　【调养验证】用此方治疗腰椎间盘突出症患者66例，其中1～3个疗程治愈61例，显效4例，无效1例。

方二 党参治腰椎间盘突出症

　　【配方】独活、党参、川断、菟丝子、桂枝、仙茅、淫羊藿、狗脊、黑芝麻各12克，桑寄生、鸡血藤、黄芪、青风藤各20克，白芍、甘草各10克。

　　【制用法】每日1剂，水煎服。

　　【功效主治】益肝肾，祛风湿，壮筋骨、除痹痛。主治腰椎间盘突出症。

【调养验证】此方对腰椎间盘突出日久者有较好的效果。

 乌梢蛇治腰椎间盘突出症

【配方】乌梢蛇 12 克，蜈蚣 10 克，全蝎 5 克，细辛 6 克。

【制用法】将上药共研为极细末后，分成 8 包，首日上午、下午各服 1 包，继之每日 1 包。1 周为 1 个疗程。

【功效主治】腰椎间盘突出症。

【调养验证】用此方治疗腰椎间盘突出症患者 82 例，用药 1～2 个疗程，治愈 80 例，有效 2 例，有效率为 100％。

 泽兰治腰椎间盘突出症

【配方】当归尾、泽兰各 12 克，赤芍、川楝子、延胡索各 9 克，制川乌（先煎）6 克。

【制用法】每日 1 剂，水煎，分 2 次服，还可取药渣以布包热熨腰部，或加水煎，以药汤洗腰部。

【功效主治】活血化瘀，理气止痛。主治腰椎间盘突出症。

【调养验证】用此方治疗腰椎

间盘突出症 17 例，均收到良好效果，有效率为 100％。

 核桃仁治腰椎间盘突出症

【配方】核桃仁 210 克，黑芝麻 210 克，杜仲 60 克，川续断 30 克，骨碎补 45 克，木瓜 30 克，菟丝子 60 克，延胡索 30 克，香附 15 克，当归 60 克。

【制用法】上药除核桃仁、黑芝麻外，均晒干、碾碎过筛待用。将黑芝麻于碾槽内碾碎，再放入核桃仁一起碾，当用手摸无颗粒时，与药面一起倒入盆中，以炼蜜 250 克分数次加入盆内搅拌，反复揉搓成团块，取团块 7 克制成药丸。冬天可装入瓶内贮存，夏天制成蜡丸或用油纸单包装入瓷盆放阴凉处。每次服 1 丸，每日服 2 次，黄酒 20 毫升冲服。连服完 100 丸为 1 个疗程。

【功效主治】补益肝肾，理气活血。主治腰椎间盘突出症（肝肾亏虚，气滞血瘀）。

【调养验证】用此方治疗腰椎间盘突出症 15 例，痊愈 14 例，显效 1 例，有效率为 100％。

腰肌劳损

腰肌劳损是指腰部肌肉组织因疲劳过度发生炎性反应或退行性变而出现的慢性持续性或间歇性腰痛。常因外力经常、反复、持续地牵拉、挤压震荡腰部，超过了人体肌肉的代偿能力而引起。表现为持续性的腰疼，休息减轻，劳累加重，弯腰稍久，腰痛加剧。有时叩击腰部时腰疼减轻，腰部有痛点。本病症多见于女性、青少年刚参加工作和长期从事体力劳动的劳动者，多发于腕背部或腕掌侧，起病缓慢，症状轻微。

方一 杜仲威灵仙治腰肌劳损

【配方】杜仲 20 克，威灵仙 15 克。

【制用法】分别研粉，后混合

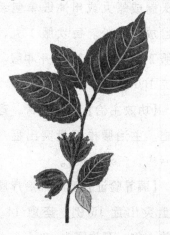

杜仲

拌匀。再取猪腰子 1～2 个（猪肾脏）破开，洗去血液，放入药粉，摊匀后合紧，共放入碗内。加水少许，用锅子置火上久蒸，吃其猪腰子，饮其汤。每日 1 剂。

【功效主治】补肾强骨，除湿止痛。主治腰肌劳损。

【宜忌】孕妇忌用。

【调养验证】李某，男，54岁。因腰肌劳损而腰痛，劳动后加剧。予投以上方，服用 5 剂而愈。随访未见复发。

方二 党参黄芪汤治腰肌劳损

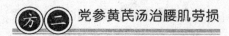

【配方】党参、黄芪、当归各

31 克，杜仲 24 克，川断 18 克，牛膝、延胡索各 15 克。

【制用法】每日 1 剂，水煎服。

【功效主治】补肾益精，补气活血。主治腰肌劳损（肾虚气弱，瘀血阻络）。

【加减】肾阴虚者，加生地、黄柏；肾阳虚者，加肉桂、附片；脾肾两虚者，加砂仁、炒谷芽、肉豆蔻、山药。

【调养验证】用此方治疗腰肌劳损患者 106 例中，痊愈 101 例，好转 5 例，有效率为 100%。

 延胡索杜仲治腰肌劳损

【配方】延胡索 15 克，马钱子 6 克，徐长卿、杜仲、牛膝、安息香、卷柏各 10 克，蚤休 8 克。

【制用法】取马钱子用麻油炸黄，研细；其他药合研细末，与马钱子混匀；过 80 目筛，装瓶备用。每次 3 克，日服 2 次，温开水冲服。12 天为 1 个疗程。根据伤痛的轻、中、重结合病程的长短应用 1～2 个疗程。

【功效主治】强腰通络，利湿消肿，行气止痛。主治腰肌劳损。

【调养验证】用此方治疗腰肌劳损患者 218 例，痊愈 180 例，好转 30 例，无效 8 例，有效率约为 96.3%。

方四 黄芪鹿角霜治腰肌劳损

【配方】黄芪 40 克，鹿角霜 20 克，白术 20 克，当归 10 克，骨碎补 10 克，螃蟹 10 克，枸杞子 10 克，䗪虫 6 克，没药 6 克，生麦芽 15 克。

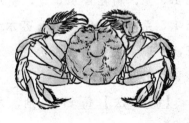

螃 蟹

【制用法】每日 1 剂，水煎服，分 2 次服。将热药渣敷腰部，10 天为 1 个疗程。

【功效主治】益气通督，破瘀壮筋。主治腰肌劳损、肝肾亏虚。

【调养验证】用此方治疗腰肌劳损 12 例，均收到较好疗效。

跌打损伤

本病多因外伤所致肌肤、关节活动功能障碍，局部瘀血疼痛或出现紫斑的病症，其病理为瘀血阻络、气血不通，治以活血化瘀、舒筋通络等之品。

生地桃仁治跌打损伤

【配方】生地黄9克，赤芍9克，当归尾9克，桃仁6克，红花4.5克，制乳香4.5克，制没药4.5克，五加皮6克，苏木6克，荆芥4.5克，白术9克，泽泻9克。

【制用法】每日1剂，水煎服。

【功效主治】活血化瘀。主治跌打损伤、蓄瘀作痛。

【调养验证】用此方治疗跌打损伤12例，一般用药3～5剂即获治愈。

方二 生大黄乳香治跌打损伤

【配方】生大黄、生栀子、姜黄、䗪虫各150克，生川乌、生草乌、生南星、生半夏各100克，三七、乳香、没药、青陈皮各50克。

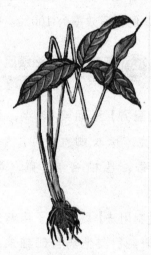

半夏

【制用法】将上药共研为极细末，装入瓶内备用。用时，根据受伤部位大小，取药末适量用白酒调匀外敷患处，每日3～4次。外敷药后局部用热水袋外烫药物，效果更佳。

【功效主治】跌打损伤。

【调养验证】用此方治疗跌打损伤患者 567 例，一般用药 2～5 次，均可获得治愈。

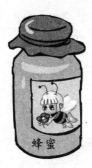

方三　䗪虫生大黄治跌打损伤

【配方】䗪虫 500 克，生大黄、红花、田三七各 250 克，制马钱子 100 克，蜂蜜适量。

【制用法】将前 5 味药分别研为极细末，过 120 目筛，用蜂蜜将上药末和匀，制成蜜丸，每丸重 6 克。每次 1 丸，早晚各口服 1 次，用黄酒或白开水送服。5 天为 1 个疗程。

【功效主治】跌打损伤。

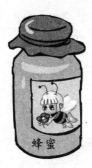

蜂　蜜

【调养验证】用此方治疗跌打损伤患者 226 例，用药 1～3 个疗程治愈 215 例，显效 11 例。

方四　生草乌独活治跌打损伤

【配方】生草乌、生川乌、生半夏、生栀子、生大黄、生木瓜、羌活、独活、路路通各 40 克，生蒲黄、樟脑、苏木各 30 克，赤芍、红花、生胆南星各 20 克，白酒 3500 毫升，米醋 750 毫升。

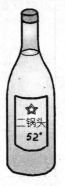

白　酒

【制用法】上药在酒醋液中浸泡，严密盖闭 7 天。随后装入瓶中备用。在受伤局部热敷或熏洗后涂擦本品，可结合推拿或自我按摩使用，效果更佳。每日 3～5 次。

【功效主治】活血舒筋，祛风通络。主治筋络挛缩、筋骨酸痛、风湿麻木。

【调养验证】用此方治疗的患者 6 例，均收到了不同程度的良效。

软组织损伤

软组织损伤是由筋膜、韧带或肌腱等因外力作用牵拉或钝挫而引起的损伤。其症状为局部肿痛、关节运动障碍等。

 白芷治软组织损伤

【配方】白芷适量。

【制用法】干燥，研末，过80目筛。白芷粉适量与食醋搅匀成糊状，加冰片粉末少许拌匀，敷于患处，用敷料覆盖，胶布固定。每日换药1次。

【功效主治】软组织损伤。

【宜忌】表面损伤者忌用。

【调养验证】王某，男，25岁。患者因骑摩托车不慎摔伤右大腿部，右大腿外侧可见8厘米×4厘米肿胀，皮下青紫色，局部疼痛拒按。诊断为右大腿软组织损伤。遂以白芷粉加冰片末适量调食醋成糊状，外敷患处并加敷料覆盖，胶布固定。每天换药1次，换药4次后局部肿痛消失，活动正常。

 紫草治软组织损伤

【配方】紫草适量。

【制用法】紫草研粉，以花生油适量调匀紫草粉外敷患部。药层厚0.6厘米，范围超过创伤面4厘米。外盖纱布并包扎，加花生油适量保持药物湿润。每日换药1次。

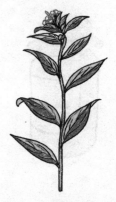

紫草

【功效主治】软组织损伤。

【调养验证】何某，男，27

岁。被自行车撞着右小腿后外侧，局部剧痛，不能步行。用跌打药酒敷2个小时无效。瘀肿、按痛范围8厘米×15厘米，皮肤无裂伤。诊断为浅部软组织挫伤，采用上方敷患处。次日换药时疼痛大减，再敷药2天即愈。

 黄连红花治软组织损伤

【配方】黄连、红花、大黄、乳香、没药各20克，冰片5克。

【制用法】共研细末，用松节油调成糊状，敷于患处，用纱布绷带包扎好。

【功效主治】清热消肿，活血化瘀。主治软组织损伤。

【调养验证】于某，男，45岁。不慎摔倒，右踝关节扭伤，疼痛难忍，不能行走。检查：右踝关节软组织肿胀、压痛、活动受限，经X线照片无骨折。外敷此方后，局部肿痛迅速消失，5天后恢复功能。

 当归泽泻治软组织损伤

【配方】当归、泽泻各15克，川芎、红花、桃仁、苏木、牡丹皮各6克，黄酒30～60毫升。

【制用法】每日1剂，水煎后，对入黄酒混合均匀，分2次服下。

【功效主治】活血通络，泻热止痛。主治软组织损伤。

【加减】头部挫伤者，加蒿本6克；腰部伤者，加杜仲6克；上肢伤者，加桂枝6克；胸肋部挫伤者，加白芥子6克；下肢伤者，加牛膝6克。

【调养验证】用此方治疗软组织损伤120例，均收到了满意疗效，有效率为100%。

 芙蓉叶赤芍治软组织损伤

【配方】芙蓉叶200克，赤芍、黄柏、生大黄、姜黄各50克，黄芩、天花粉各80克，生栀子60克，刘寄奴100克。

【制用法】共研细末，加血竭粉40克，凡士林调膏，外敷患处，无菌纱布及绷带固定；同时进行功能锻炼。

【功效主治】软组织损伤。

【调养验证】用此方外敷治疗软组织损伤323例，换药3～7次后，均获得治愈。

腰腿疼

　　腰腿疼是一种急性或慢性软组织损伤所引起的局部或下肢疼痛性病症。由于腰部是脊柱运动范围较大的部位，人体负荷较重，故各种原因都可能使腰腿受伤。

 当归杜仲汤治腰腿疼

　　【配方】全当归、杜仲、川续断各 15 克，麻黄、肉桂各 6 克，地龙、苏木、穿山甲、乌梢蛇各 10 克，红花、桃仁各 12 克，生甘草 5 克。

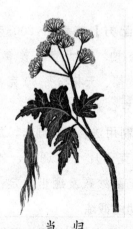

当归

　　【制用法】上药水煎 3 次后合并药液，分 2～3 次温服，每日 1 剂。1 周为 1 个疗程。

　　【功效主治】腰腿疼。

　　【调养验证】用此方治疗腰腿痛患者 185 例，服药 1～3 个疗程治愈 179 例，显效 5 例，有效 1 例。治愈者随访未见复发。

党参白术治腰腿疼

　　【配方】潞党参 30 克，茯苓 20 克，白术、淮牛膝各 12 克，法半夏、陈皮、延胡索各 10 克，桑寄生、杜仲各 15 克，大枣 5 枚，甘草 6 克。

　　【制用法】每日 1 剂，水煎，分 2 次服。

　　【功效主治】补肾健脾，利水除湿，通络止痛。主治腰腿疼。

　　【加减】气短、乏力、气血两虚明显者，加黄芪 30 克，当归 12 克；脾虚便溏者，酌加怀山药 15

克，芡实 10 克；瘀阻痛甚者，加续断 15 克，威灵仙 10 克。

【调养验证】用此方治疗腰腿疼患者 8 例，均获痊愈。

 方三 独活牛膝汤治腰疼

【配方】独活、牛膝、防风、秦艽、杜仲、白芍各 9 克，桑寄生 18 克，熟地黄 15 克，当归、茯苓、人参各 12 克，甘草、川芎6 克，细辛 3 克，肉桂 1.5 克。

【制用法】水煎服。

【功效主治】腰痛、坐骨神经痛。

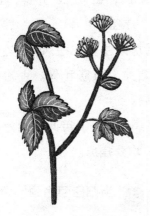

独　活

【调养验证】用此方治疗患者35 例，治愈 21 例，显效 12 例，无效 2 例。

 方四 白芍红花治腰腿痛

【配方】白芍 50 克，制川乌、制草乌、全蝎各 6 克，独活、桂枝、威灵仙各 15 克，黄柏、全当归、杜仲、续断、红花、桃仁各10 克，牛膝 30 克，生甘草 12 克。

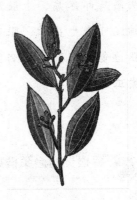

桂　枝

【制用法】每日 1 剂，水煎，分 2～3 次口服。1 周为 1 个疗程。

【功效主治】腰腿疼。

【加减】若气虚者，加黄芪、党参各 15 克；若血虚者，加阿胶、制何首乌各 10 克。

【调养验证】用此方治疗腰腿痛患者 137 例，经用药 1～2 个疗程治愈 131 例，显效 5 例，无效 1例，有效率约为 99.3%。

颈椎病

颈椎病是一种颈椎椎间盘变性退化、颈椎骨质增生引起的综合征，该病由颈椎管先天狭窄，即可压迫周围的脊髓、神经根、血管等而形成，以外伤、咽喉炎、劳损及姿势异常为其诱因。发病时常伴有头颈肩部疼痛、上肢麻木、肌肉无力、眩晕、猛然昏倒，压迫交感神经可产生头晕、眼花、耳鸣、心律不齐、步履蹒跚、汗出异常，压迫食道可引起吞咽困难等症状。本病患者多为中老年人及长期伏案工作者。

方一 葛根灵仙治颈椎病

【配方】葛根 24 克，伸筋草、白芍、丹参各 15 克，秦艽、灵仙、桑枝、鸡血藤各 12 克。

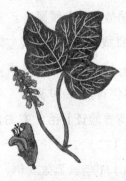

葛 根

【制用法】每日 1 剂，水煎，分早晚 2 次温服。药渣用布包煎汤，早晚用毛巾沾药热敷颈部及肩部肌肉，每次 20 分钟，10 天为 1 个疗程。

【功效主治】祛风散寒除湿，舒筋活血，强筋壮骨。主治各型颈椎病。

【调养验证】用此方治疗患者 3 例，均获痊愈。

方二 当归白芍治颈椎病

【配方】当归、酒白芍各 15 克，鸡血藤 30 克，苦草、通草各 6 克，细辛 3 克，桂枝、川芎、姜黄、淫羊藿、巴戟天各 10 克。

【制用法】每日 1 剂，水煎服，

每日服 2 次。15 天为 1 个疗程。

【功效主治】活血通络，补肾助阳。主治颈椎病。

【调养验证】用此方治疗颈椎病 80 例，痊愈 41 例，好转 20 例，有效 12 例，无效 7 例。治疗时间最短者 1 个疗程，最长者 4 个疗程。

 当归川芎汤治颈椎病

【配方】当归 15 克，川芎 12 克，红花 9 克，刘寄奴 15 克，姜黄 12 克，路路通 30 克，羌活 9 克，白芷 12 克，威灵仙 12 克，桑枝 30 克，胆南星 9 克，白芥子 9 克。

【制用法】每日 1 剂，水煎服。

【功效主治】活血化瘀，行气通络，除湿涤痰。主治颈椎病。

【加减】气虚体弱、手麻明显者，加黄芪 20 克；项背强急者，加葛根 24 克；热郁经络者，加银花藤；湿热内蕴、心烦口苦者，加黄芩 9 克，或栀子 9 克，龙胆草 4.5 克。

【调养验证】张某，男，45 岁。自述颈部活动受限，左臂疼痛半年余，加重 3 个月。患臂不能抬举、屈伸，剧痛难忍，夜不得卧，抱臂而行，口苦口黏，舌苔薄稍腻，脉弦滑数。X 线检查诊断为“颈椎病”。予以此方，加忍冬藤 30 克，龙胆草 4.5 克，水煎服。服至 30 剂时症状消失。为巩固疗效，又服 30 剂，随访未复发。

 生草乌细辛治颈椎病

【配方】生草乌、细辛各 10 克，洋金花 6 克，冰片 16 克。

【制用法】先将前 3 味药研末，用 50% 酒精 300 毫升浸入，冰片另用 50% 酒精 200 毫升浸入。每日搅拌 1 次，约 1 周后全部溶化，滤净去渣，将二药液和匀，用有色玻璃瓶贮藏。每次用棉球蘸药液少许涂痛处或放痛处片刻，痛止取下。每日 2～3 次。

【功效主治】祛风散寒，通络止痛。主治颈椎、腰椎及足跟骨质增生、老年骨关节炎疼痛等。

【调养验证】尤某，女，63 岁。自述颈肩活动受限，右臂疼痛半年余，影响睡眠经 X 线检查诊断为“颈椎病”。予以此方，1 个月后疼痛缓解。

足跟痛

　　足跟痛也叫跟痛证。该病多发于40～60岁中老年人，尤以老年女性发病居多。它是由骨结节部的前缘骨刺足脂肪纤维垫有不同程度的退行性减退，扁平足、急性滑囊炎、跟骨骨刺、跟骨类风湿病变引起。脚掌痛除扁平足原因外，也因足横弓过度疲劳、慢性损伤所致。起病缓慢，多为一侧发病，早起站立时疼痛较重，行走片刻后稍好，但行走过久，疼痛复又加重等症状。

 艾叶冰片治足跟痛

　　【配方】艾叶20克，海桐皮30克，肉桂15克，炙川乌20克，炙草乌20克，威灵仙20克，透骨草30克，红花15克，川牛膝20克，川黄柏20克，冰片15克，三棱20克，莪术20克。

　　【制用法】上药（除冰片外）放入较大容器内，加水浸没半小时至1小时，再加水适量，煮沸后再煮15～20分钟，去渣留汤。加入冰片搅匀，趁热将患足置于盆上熏蒸，待药汤降温适度，放入患足外洗，时间超过半小时。每日1次，每剂用2次，10次为1个疗程。

　　【功效主治】活血破瘀，温经除湿。主治各种原因引起的足跟痛。

　　【调养验证】李某，女，56岁。右足底部压痛，局部不肿，X线检查：未见骨折，无跟骨骨刺。给予上法，3天后疼痛明显

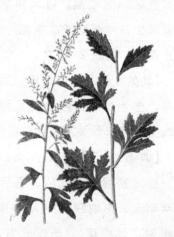

艾　叶

减轻，再用 10 天后，疼痛消失，行走自如。

白芥子治跟骨骨刺

【配方】生白芥子适量。

【制用法】研粉备用。取白芥子粉适量，加醋调成稠膏状，敷于患部。

【功效主治】利气豁痰，温中散寒，通络止痛。主治跟骨骨刺。

【宜忌】肺虚咳嗽、阴虚火旺者忌服，外敷有发泡作用，皮肤过敏者忌用。

【调养验证】张某，女，52岁。右侧足跟部疼痛 3 月余，足跟部不能着地。经 X 线检查诊断为右侧跟骨骨刺。依上方用白芥子醋糊敷于患部（勿令药糊超过赤白肉际，以免发泡损伤皮肤），外以蜡纸覆盖，绷带包扎固定。2 天换药 1 次，2 次后疼痛减轻，半月后疼痛消失。随访未复发。用此方虽未见骨刺明显消退，但对骨质增生引起的肿胀疼痛效果非常明显，可连续应用，直至病愈。

熟地山药治足跟痛

【配方】熟地黄 12 克，山药 25 克，山萸肉 12 克，桑寄生 12 克，牛膝 9 克，木瓜 12 克，白芍 25 克，甘草 10 克。

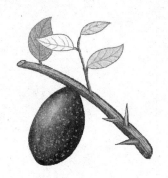

木 瓜

【制用法】每日 1 剂，水煎服。15 天为 1 个疗程。

【功效主治】补益肝肾，强筋健骨。主治老年人足跟痛（肝肾精血亏损）。

【调养验证】治疗老年人足跟痛 47 例，痊愈 29 例，好转 14 例，无效 4 例，有效率约为 91.5%。